新型コロナワクチン 誰も言えなかった「真実」

鳥集徹

宝島社新書

まえがき

「このワクチンは、やっぱりおかしい」

そう思う人が増えているのではないでしょうか。

みんなでワクチンを打てば、新型コロナウイルス（以下、コロナ）にかからなくなり、コロナ禍が終息する。そんな政府やテレビの説明を信じて、喜んで打った人が多いはずです。

しかし、その結果、どうなったでしょうか。2021年7月末までに希望する高齢者のおよそ8割がワクチンを接種したにもかかわらず、感染が拡大し、日本列島を第5波が襲いました。すったもんだの挙句、東京オリンピックは無観客開催となりました。

ワクチンを打てば感染しないと思っていたのに、病院や施設で「ブレークスルー感染（2回接種した後に感染してしまう現象）」によるクラスター発生が相次ぎました。10月になって第5波は落ち着きましたが、国はワクチンを打った人にすら「マスクを外していい」と言ってくれません。

それどころか、2回接種しても半年ほどで効果が落ちてしまうことがわかり、日本でも2021年11月から、3回目の接種が行われることになりました。接種先行国イスラエルでは、4回目の接種も準備されています。

しかし、「もうワクチンはコリゴリだ」と思っている人が多いのではないでしょうか。発熱、頭痛、倦怠感、腕の痛みなど、副反応があまりにもきついからです。とくに若い人たちに、39℃や40℃もの高熱に襲われる人が多発しました。これほど副反応の強いワクチンは、前代未聞です。

そのために、ワクチンを打った後、めまい、頭痛、倦怠感などの後遺症に悩まされ続けている人がいます。それだけでなく、接種後に重篤な状態に陥ったり、死亡に至ったと報告される人も多数存在しています。

厚生労働省の資料によると、医師や製薬会社からコロナワクチン接種後に死亡したと報告された事例は、2021年9月24日までに1233件となりました。また、重篤報告数も同月12日までに4210件に上っています。

本書を読めばわかるとおり、厚労省に報告された死亡事例は氷山の一角であり、報告数の10倍以上あってもおかしくないと医師や専門家が指摘しています。だとすると、ワクチン接種後に1万人以上が亡くなっているかもしれないのです。

もちろん、そのすべてが、ワクチンが原因とは言い切れません。ただ、厚労省は接種後の死亡とワクチンとの因果関係を1例も認めていないのです。因果関係が認められないと、補償を受けることができません。[*1] 自分のためだけでなく、まわりのためにも打つよう言われたのに、接種後に亡くなったり後遺症が残ったりしても、「ワクチンのせいではない」と突き放されてしまうのです。

最近では、ワクチン接種後の心筋炎の発生[*2]も世界中で問題となっています。とくにモデルナワクチンで、10代、20代男性の頻度が高いとされています。これを受けてスウェーデンやデンマークでは、若年層へのモデルナ製ワクチンの接種を中止しました。

しかし、日本では検討の結果、ファイザー製ワクチンの接種を検討するよう勧める方針としただけで、中止にはしませんでした。それに、モデルナ製だけが問題で

＊1　因果関係が認められないと、補償を受けることができません……子宮頸がんワクチン（HPVワクチン）の場合、2018年までに国に報告された重篤な副反応は2製品合計で1821件にのぼったが、医薬品副作用被害者救済制度による障害年金等が支給された人はこれまでに40人にすぎない。2016年7月に集団訴訟が提起され、125人が原告となっている。コロナワクチンの接種後死亡や後遺症も、集団訴訟で因果関係が認められ、勝訴しない限り、救済されない可能性が高い。

＊2　ワクチン接種後の心筋炎の発生……2021年10月15日に厚労省で開かれた予防接種ワクチン分科会・副反応検討部会の資料によると、心筋炎関連事象（心筋炎・心膜炎）疑いとして2021年10月3日までに報告された数は、ファイザー製が160例（100万人あたり10代が3・7人、20代が9・6人）、モデルナ製が93例（100万人あたり10代が28・8人、20代が25・7人）だった。厚労省は新型コロナウイルス感染に伴う心筋炎等の発生頻度のほうが、接種後の発生頻度より高いと説明しているが、前者の発生頻度「100万人あたり834人」という数値は、コロナ感染で入院した15～40歳未満の男性4798人を母数とした計算で、そのなかでコロナ感染後に心筋炎等を発生した実数は4人にすぎない。

あるかのように扱われていますが、ファイザー製ワクチンも本当に安全なのでしょうか。

私は、25年近くにわたって医療現場を取材し、これまでに数千人の医師を取材してきました。薬害が取り沙汰された抗がん剤の「イレッサ」、抗インフルエンザ薬の「タミフル」、そして「子宮頸がんワクチン」についても取材し、製薬会社の資金提供によって歪められた医学界の現状を告発した著書『新薬の罠』（文藝春秋）で、日本医学ジャーナリスト協会賞大賞を受賞しました。

そのキャリアを持つ私から見ても、新型コロナワクチンが「歴史上最大の薬害事件」になることは、間違いないと思います。

にもかかわらず、テレビ、新聞をはじめとする主要なマスコミは、このワクチンに対する懐疑的な意見や、接種後に大変な目に遭った人のことを、ほとんど報道しません。それどころか、ワクチンに懐疑的な意見を「反ワクチン派」が流す「デマ」だといって、切り捨てようとする始末です。

それだけでなく、Google傘下のYouTubeは、WHO（世界保健機関）や各国保健当局の公式見解と異なるワクチン関連の動画投稿およびアカウントを次々に削除しています。ネットの世界でも、ワクチンに関する情報の言論統制が行われているのです。これは民主主義国家にとって、大問題ではないでしょうか。

にもかかわらず、言論の自由を死守すべきマスコミは口をつぐみ、リベラルを自称する野党政治家も、これをほとんど問題にしません。

「このワクチンは、やっぱりおかしい」——そう言わざるを得ない深刻な事態が、この国や世界を覆っているのです。

そこで、前作の『コロナ自粛の大罪』（宝島社新書）に続き本書でも、過剰なコロナ騒ぎやワクチンのゴリ押しに疑問を持っている医師・専門家5人にインタビューを行いました。そして最後に、私自身がこのワクチンをどう考えているかをまとめました。私自身、5人の意見すべてに賛同しているわけではありません。本当にイベルメクチンやビタミンDがコロナに効くのか、にわかには判断がつきませんし、人口削減計画のような陰謀めいたことがあると信じていいのかわかりません。

ただ、一人でも多くの人々に接種させるために、そうした不都合な意見を一方的に封殺しようとしている。そのことこそが、最大の問題だと私は思うのです。

異なる意見があった場合、さまざまなデータをもとに議論を戦わせることで、一歩でも真理に近づこうとする。その集団的な営みこそが「科学」であるというべきでしょう。

ところが、医学界やマスコミは、WHOや各国の保健当局、主要医学会の見解、権威ある医学誌に載った論文のデータだけを「正しい知識」「正しい情報」とみなし、それに反する意見を「間違っている」「トンデモだ」と切り捨ててしまうのです。

WHO、保健当局、医学会、権威ある論文が、絶対に間違いのない情報を伝えているとは限りません。運営資金や研究費の提供など、製薬マネーの影響を色濃く受けているとの指摘もあります。ですから、こうした「正しい」とされる情報も、鵜呑みにせず、批判的に吟味することが大切なのです。

そのためにも、本書に登場する医師たちの、このワクチンに対する懐疑的な意見に、ぜひ耳を傾けてほしいのです。そして、打たないと決めた人たちだけでなく、ワクチンを打った人たちも2回目、3回目の接種をするかどうか、自分の子どもにも打たせるべきかなどを考える際の、判断材料のひとつにしてほしいのです。

何より、一番大事なことは、「あわてて打たない」ことです。人体に直接ウイルスの設計図の一部（遺伝子）を打ち込むワクチンを、これほど大規模に人々に接種するのは人類史上初めてのことです。これから先も、どんなことが起こるのか、まだ誰にもわかりません。

打ちたかったわけではないのに、「まわりがみんな打ったから」といった同調圧力や、「打たないと仕事させないと言われた」といった実質的な強要に抗しきれず、打ってしまった人も多いと思います。しかし、あなたの体と心は、あなた自身のものです。今度こそ、自分の頭で考えて、自分の意思を貫いてください。本書がその一助になればと願っています。

２０２１年10月

鳥集 徹

＊2021年10月22日、厚労省から最新の数字が公表され、10月15日までに報告された接種後死亡は、ファイザー製とモデルナ製を合わせて累計1312人となった。

目次

まえがき 2

第一章　3000人にワクチン接種した町医者の葛藤と本音 13
長尾和宏（長尾クリニック院長）

第二章　ワクチンによる「抗体」が重症化を引き起こす可能性も 53
宮沢孝幸（京都大学ウイルス・再生医科学研究所准教授）

第三章　ワクチン接種後死亡の報告を事実上、止められた　105
いしいじんぺい（医師、救急病院勤務）

第四章　5月の接種後死亡者数は報告の推計1～23倍　157
鈴村泰（医師、第一種情報処理技術者）

第五章　子どもにワクチンを打つメリットなんて、まったくない　179
森田洋之（医師、南日本ヘルスリサーチラボ代表）

終章　データから見える新型コロナワクチンの「真実」　217
鳥集徹（ジャーナリスト）

装丁　bookwall
本文ＤＴＰ　一條麻耶子

第一章

3000人にワクチン接種した町医者の葛藤と本音

長尾和宏（長尾クリニック院長）

コロナ感染拡大による医療崩壊寸前の状況のなかで、長尾医師は町医者でありながらもコロナ診療に奮闘し、1200人以上のコロナ患者に対応。ワクチンの接種業務にも携わってきた。しかし、ワクチン接種を闇雲に進めることには、長尾医師は懐疑的な立場だという。ワクチン接種後に衰弱する高齢者や、ワクチン後遺症に苦しむ人の姿も見てきたからだ。長尾医師が推奨するイベルメクチンの「真相」と合わせ、本音を語ってもらった。

ワクチン接種の予約の予約に1400人の行列

鳥集　長尾先生のクリニックでは、2021年5月27日にワクチン接種を開始して、8月18日に接種を終えたそうですね。それまでに、何人くらいの方に接種されましたか？

長尾　3000人に打つと決めて、2回分で計6000回打ちました。

鳥集　すごい数ですね。

長尾　私自身、コロナのワクチンができるとは、夢にも思ってなかったんです。コロナウイルスは頻繁に変異することがわかっていますから、ワクチンをつくってもいずれ効かなくなる。そもそも風邪のワクチンって、できたことないですよね。

それにコロナウイルスは、ワクチンを打つほどの怖い相手ではないということが、もう昨年（2020年）2月のダイヤモンド・プリンセス号の時にわかっていた。重症化するのは、主に喫煙者、肥満者、糖尿病などの持病のある人。要は、コロナウイルスがとりつくACE2受容体[*1]がたくさん発現して、たくさんサイトカイン[*2]が出てしまうような人。大半は無症状、ないしは軽症なんですね。だから、ワクチンの対象にはならないと思ってたんです。

鳥集 なのに、日本も2021年2月に医療従事者、4月に高齢者からワクチン接種を始めました。

長尾 そうです。接種することが決まって、すごくびっくりしました。さらにm(メ

＊1 ACE2受容体……アンジオテンシン変換酵素2受容体の略。ヒトの細胞膜に存在する膜タンパク質のひとつで、心臓、肺、腎臓などの臓器や、舌などの口腔内粘膜に発現している。ACE2受容体は本来、血圧を調整する役割を担っているが、コロナウイルスのスパイクタンパクと結合して、ウイルス感染の入り口にもなってしまう(理化学研究所「新型コロナウイルス感染の分子機構を解明」の解説より一部抜粋)。

＊2 サイトカイン……主に免疫系細胞から分泌される物質の総称で、細胞間の情報伝達を担う。ウイルスなどに感染すると、免疫細胞がIL(インターロイキン)-1、IL-6、TNF(腫瘍壊死因子)-α、インターフェロンといったサイトカインを放出して視床下部を刺激し、発熱を誘発。身体を高温にすることでウイルスの増殖を抑えるとともに、免疫細胞の活動を活発にする。しかし、サイトカインの放出が過剰になると、免疫細胞が暴走して複数の臓器に炎症が起き、最悪の場合、肺炎や多臓器不全が起こる。これをサイトカインストーム(サイトカインの嵐)と呼ぶ。

ッセンジャー）ＲＮＡワクチン[*3]って人類に本格的に使われたことがないのに、まともな治験もしないで日本の高齢者にいきなり投与するわけです。驚き桃の木だよね。いろんな意見があるのは知ってましたよ。人には絶対打たないという先生もいました。でも、医師会はというと、「こんないいものはない」「ワクチンに反対する医者の気が知れない」「打たないなんて頭がおかしい」――そういう論調です。第二次世界大戦の時に、戦争に協力しないと非国民と言われ、白い目で見られた。あれと同じではないかと思うような空気が支配していた。医師会に所属する医師として、逆らうことは難しいと感じました。なので私は、国がこれだけ強く勧めると言うんだから、ある程度は国策に従うしかないと諦めました。

鳥集　３０００人と決めたのは、何か理由があったんですか。

長尾　うちのクリニックは、インフルエンザワクチンを毎年２５００人くらいに打つんです。なので、その規模に合わせて、「高齢者３０００人」と決めました。今回は社会的なインパクトもあるので、予約が殺到するだろうと予想していましたが、なんと予約の予約に１４００人もの行列ができたんです。

鳥集　予約の予約にですか！

長尾　そう。予約の予約に人々が殺到するわけです。徹夜で並ぶ人もいました。それでもう、えらいことになったなと。「難しい話はいいから、早く打ってくれ」と言われる。もうほとんどパニック状態です。

そうなったら、町のかかりつけ医として打たないという選択肢はない。分相応に打とうと決めて、尼崎市内の65歳以上の高齢者、在宅患者、頼まれた施設の入居者に限って接種しました。でも、うちのホームページには、「要介護4以上の方と、95歳以上の方はお勧めしません」と書いています。それでも打ちたいという人には、ご家族の意志も尊重してから接種しました。

＊3　ｍＲＮＡワクチン……遺伝子工学を応用してつくられたワクチン。コロナウイルスの表面のトゲトゲ部分（スパイクタンパク）の設計図となるｍＲＮＡを、脂質の膜で覆ったものが主体で、ファイザー製とモデルナ製のワクチンでこの技術が使われている。筋肉に注射するとヒトの細胞がそれを取り込み、リボソームという器官で設計図に従ってスパイクタンパクがつくり出される。それに対する抗体ができることで、感染予防効果や重症化予防効果が期待できるとされる。

発熱外来をしながら、クリニックや訪問先で、毎日だいたい160人ぐらいに打ってたんです。内心、すぐにえらいことになるやろなと恐れていましたが、やってみたら大した混乱もなく、3000人打ち終わって、ホッとしました。何がホッとしたかって、これでワクチンと縁が切れると。

接種後1〜2カ月後に亡くなった人は知る限り10人

鳥集　3000人に打って、接種後に亡くなった人はいましたか。

長尾　接種後すぐに亡くなった人はいません。でも、私が診ている患者さんのなかでは、接種後1カ月以上経ってから、亡くなった方が2人おられました。

鳥集　具体的に、どんな経過だったんですか。

長尾　一人は在宅で診ていた100歳の方です。お元気でピンピンしていたんですが、ワクチンを打ってから明らかに元気がなくなって、ご飯を食べなくなって、衰弱していきました。いわゆる老衰の経過と同じで、老衰を早めたという感じです。

鳥集　もうお一人は、どんな経過でしたか。

長尾　90代後半の方です。サービス付き高齢者向け住宅に住んでいる方で、私たちが在宅管理している患者さんなのですが、施設が依頼した医師がやってきて、私たちが知らない間に接種されていた。その施設は、入居者全員に強制的に接種していました。インフォームド・コンセント[*4]の欠片もない。

鳥集　そんなこともあるんですか。驚きます。

長尾　家族の人も知らない間に打たれていたんです。そこから急に弱って、1カ月半から2カ月後に亡くなりました。かなりのお年なので、家族はもう「しゃあない」

＊4　インフォームド・コンセント……Informed Consent。日本語で「説明と同意」などと訳される。医療行為は副作用も伴うため、本来は検査や治療を行う際、医師がメリット・デメリットを説明し、それに患者が同意をしたうえで実施されるべきとされる。ワクチン接種についても、当然、インフォームド・コンセントやインフォームド・チョイス（説明に納得しての選択）が不可欠だが、十分に行われていると言えるかどうかは疑問がある。とくに認知機能の低下した人や障がいのある人に、どのように説明して同意を得るのかは、非常に難しい問題であるにもかかわらず、社会的に十分な議論もされぬまま、接種が進められている実態がある。

と諦めていますが、他にも接種から1、2カ月後に亡くなった人は、私が知っているだけで10人ほどいます。知り合いのお母さんとか、おばあちゃんとか。ワクチン打ったら一気に弱って、死にかけたという高齢者もたくさんいます。そういう人まで含めると、おそらく何万人という単位でいるのではないでしょうか。

厚労省に報告したのはアナフィラキシーの1件だけ

鳥集　亡くなった人たちは、やはりワクチンが原因だったんでしょうか。

長尾　ワクチンが衰弱の契機になったと思うんですが、こういうケースは接種後死亡にカウントされないんです。現時点（2021年10月）で、ワクチン接種後死亡が1233人、重篤も入れるとおよそ5500人近くですよね。だけど、私の感覚では1~2カ月経って亡くなった人も含めたら、その2~3倍以上はいるやろなと思います。

鳥集　在宅の患者さんのケースは、厚生労働省に報告されたんですか？

長尾　因果関係がはっきりしていないので、報告していません。

鳥集　高齢者が接種後に弱って亡くなったとしても、自然死なのかどうか見分けがつきにくいですよね。

長尾　臨床的には、ワクチンによるものだと思うんだけど、因果関係を証明しようがないのと、届けたところで賠償もしてくれないので、報告する気になれないんです。

鳥集　ご遺族も希望されない。

長尾　そうです、１００歳前後であれば、もういつ亡くなっても不思議ではないですからね。ただ、アナフィラキシー（急激な全身性のアレルギー反応）を起こした1件だけ、厚労省に報告しました。

鳥集　ワクチンとの関連によらず、4時間以内に起こったアナフィラキシーは、すべて届けるよう厚労省も求めています。しかし、「関連性がわからない」「自然死と区別がつかない」ということで、届けられていない接種後死亡がかなりあるでしょうね。それだけでなく、「報告すると面倒だ」という理由もあると聞きます。

大学生に打つなんて考えられない

長尾　そうですよ。報告書を書いたとして、その死亡の責任は国にあるんでしょうか？　それとも打った医者にあるんでしょうか？　私は「殺人者になりたくない」と思ったんです。６０００回打つと決めた時、「きっと俺は殺人者になるんだろうな。いやだなあ。自分の患者、誰か殺すんかなぁ」と思っていました。それが一番怖かった。

幸い、接種後数日で亡くなる事例がなくて、無事に終わりホッとしたんですが、ある大学の理事長から、夏休みに予定している集団接種を手伝ってほしいと頼まれて。

鳥集　長尾先生がですか？

長尾　そうです。その大学では、半数の学生が接種を希望していたそうです。幸いというか、モデルナワクチンの供給が一時ストップして、夏休みの接種がなくなった。そのおかげで、ある大学病院の医師たちが打ってくれることになって、私はお役御免になったんですが、ほんとにいやでいやで仕方なかったです。

だって、コロナで死ぬリスクがきわめて低い大学生に打つなんて、私の中では考えられないんです。私は子宮頸がんワクチン接種後のHANS[*5]の患者さんを診てますから、自分の手でHANSのような後遺症で苦しむ若者を出したら、一生後悔するやろなと思って。すごく気が進まなかった。

ただ、大学の理事長のお気持ちもわからないではない。ワクチンを打つことで、オンライン授業を対面に戻したいという強い希望があった。今でも毎日のように、「受験生は打つべきか」とか「中学生だけど大丈夫か」といった問い合わせがあります。もうワクチンのことばっかり。答えるのがいやでいやでしょうがない。

＊5　HANS……「HPV（ヒトパピローマウイルス）ワクチン関連神経免疫症候群」の略。子宮頸がんワクチンの接種による過剰な免疫反応で引き起こされたとされる脳神経の障害。このワクチンの接種によって被害を受けたと訴える人たちやHANSを主張する医師がいる一方で、臨床試験や疫学調査などで子宮頸がんワクチンの被害は科学的に否定されていると反論する医師も多い。

応急処置としては短期的には成功した可能性

鳥集　そういう状況のなかで、長尾先生は高齢者に限ってワクチンを打ったわけですが、接種したことは意義があったと思いますか。

長尾　接種後に亡くなった人もいましたが、コロナ感染による重症や死亡をある程度減らしたかもしれない。これはたぶん、そうだと思うんです。応急処置としては短期的には成功した可能性がある。

ただ、長期的に見た場合の評価はまったく違います。ましてや3回目のブースター接種（低下した抗体を再び上げるための接種）とか、イスラエルのように4回目を打つといった話になってくると、はっきり言って訳がわかりません。スパイクタンパクで抗体を強烈に誘導し続けて、人体の免疫系は本当に大丈夫なんでしょうか。イスラエルの国民も、何回も打つことになって、おかしいと思わないのかな。

一方、スウェーデンは不思議ですよね。最初はほとんど何もせずに、国民みんなが感染して、集団免疫だけで抑えると言っていたのに、ワクチンを打ち始めて接種率が7割近くまでいった（10月14日時点で2回接種済みが65・4％）。それでロックダウンとかワクチンパスポートといった規制を全部やめた。それなのに、感染は抑えられている。ワクチンをいち早く打ったのに、感染が拡大したイスラエルのようにならなかったのは不思議です。

人智ではわからないところがある。これはもう世界的な壮大な実験のようなものであって、はっきり言って、何回も打つべきではないです。言葉は悪いですが、覚せい剤みたいなもので、1回打ったらやめられず、何回も何回も打つことになるでしょう。なぜかって、打っても早晩、抗体量が下がるから。イタチごっこなんです。それがコロナワクチンの怖さというか、この泥沼から、なかなか出られないんじゃないですか。蟻地獄かもしれない。

「ワクチン後遺症」を訴える人が後を絶たない

鳥集　長尾先生はブログに、ワクチン接種後の不調を訴える人の受診が相次いでいるともお書きです。

長尾　そうです。「コロナ後遺症外来」を掲げているんですが、「よそでワクチンを打って、2~3週間して調子が悪い」と訴える人も後を絶たず、大変なことになっています。

鳥集　ワクチン後遺症と言えばいいんでしょうか。具体的には、どんな症状が多いですか。

長尾　倦怠感、集中力の低下、めまい、頭痛、関節痛、手足のしびれですね。コロナの後遺症にも似ています。やはり、ワクチンで人の細胞にウイルスのスパイクタンパクをつくらせるわけですから、同じような症状が出るのかな。コロナ後遺症よりもひどい人がいます。

ギランバレー症候群[*6]を疑う患者さんもいますし、コロナ後遺症として知られるようになったブレインフォグ[*7]のような症状を訴える患者さんもいます。もともと神経質だった人は、過換気症候群やパニック障害を起こすこともある。

ワクチン後遺症は、60歳以下の若い人に多いんです。頭痛、めまい、倦怠感で、外出できなくなった人が少なくない。

「ほんとは打ちたくなかったのに、会社が打てというから打ったら、仕事できなくなった」「ワクチンなんか打たなければよかった。私の人生を返してください」

患者さんの話を聞いていてたら、ほんとつらくなる。

鳥集 かわいそうに……。それは深刻ですね。ワクチンを打ったことを後悔している人が、たくさんいるのではないでしょうか。

長尾 あとで知ったんですが、ワクチン後遺症を訴える人のなかには、訴訟を前提に当院を受診した人もいて、ある日突然、弁護士さんからカルテ開示を求められたこともありました。訴訟の準備も進んでいると聞いています。サリドマイド[*8]のような、世界規模の薬害事件に発展するのではないかと強く危惧しています。

＊6　ギランバレー症候群……ウイルスや細菌感染をきっかけに、自分の免疫が間違って末梢神経を攻撃することで起こると考えられている。主に手足の筋力低下やしびれなどの症状が現れ、重症例では嚥下障害（飲み込みの障害）や呼吸障害が現れることも。ワクチン接種後の副反応として起こるケースも少なくない。

＊7　ブレインフォグ……脳に霧がかかったような違和感があり、記憶力や集中力の低下とともに、倦怠感を訴える人が多いという。

ワクチンとの因果関係を証明するのはなかなか難しいですが、国もこうした症状を訴える人がいることを認めて、身近な医療機関や在宅クリニックでも対応できる体制を整えるとともに、政府は治療費や障害の補償を考えるべきではないでしょうか。

私も最初は、「高齢者には仕方がない」と思いながら打ったんです。「あとでひどく後悔するかもな。いや、逮捕されるかもな」と思いながら。打ち始めてから半年経って、情報が増えて、さらに考えが変わりました。mRNAワクチンは、若者だけでなく、高齢者にも打ちません。思い返すと仕方ない選択でしたが、接種に携わった私は大バカ者でした。今は高齢者にも3回目の接種をしないように呼び掛けています。

同調圧力に負けた

鳥集　最初は「打たない」とおっしゃっていましたが、長尾先生ご自身も最後の最後に打ったんですよね。

長尾　私はワクチン反対派でも推進派でもなくて、懐疑派というか、どちらかと言うと不要論者なんです。だって、当院では1200人以上ものコロナ患者さんにかかわってきたのに、この1年半、スタッフは誰一人コロナに感染しなかった。おそらく、ウイルスには曝されたと思うのです。でも、明らかな症状が出るまでには至らなかった。だから、自分自身は打つ必要がないと思っていたんです。

ところが、テレビの生番組に出たら「長尾先生、もう打たれましたか?」って聞かれる。しばらくは、「順番が回ってこないから打てません」ってかわしていました。実際そうだったんで。でも、順番が回ってきて、そう言えなくなった。なので、しようがないから最後の1本、余ってたのを打ったんです。

＊8　サリドマイド……1960年前後に、副作用が少なく妊婦にも安心して使える鎮静・睡眠薬として販売され、多くの人に服用された。一方で、手足に障がいのある子どもがたくさん生まれ、ドイツのレンツ博士による疫学調査の結果、サリドマイドが原因と判明。欧州各国では直ちに製品が回収されたが、日本では対策が遅れたため、被害児の親たちが国と製薬会社を相手に訴訟を起こした。10年に及ぶ裁判の末、和解が成立した。

私は100人のスタッフを抱えるクリニックの管理者なので、スタッフの手前もあった。それに、経営のことを考えると、今のご時世には逆らえないという判断もあった。あと、どんなもんか1回味わっておく必要があるかなと。6000回も他人に打ったんだから、「自分も1回つらい目に遭っておけ」って。いずれにせよ、同調圧力に負けたんです。

鳥集　副反応はありましたか。

長尾　30分ぐらいしたら全身を巡ってきて、「ああ、これか。こういう感じか。来た来た」みたいな。熱は出なかったんですが、何となく熱い感じがして、だるくなってきて、3時間ぐらいしたらフワーッと浮遊感というか、めまいがしました。それでも7～8軒往診したんですが、結構つらかったですね。仕事を終えて家に帰って、すぐに寝ました。そしたら、翌日にはもうなんともなかった。

コロナ患者と接しているのに誰一人として感染しない

鳥集　副反応が軽くすんでよかったですね。

長尾　それでね、私は打ったんだけど、打たなかったスタッフも結構いるんです。

鳥集　コロナのワクチンをですか？

長尾　そうですよ。とくに、普段からコロナの抗原検査とかＰＣＲ検査を担当しているスタッフのなかには、打たない人がいるんです。

鳥集　「打つな」とは言ってないわけですよね？

長尾　「打つな」なんて言ってない。私は管理者ですから、「打て」と言ったらパワハラになるし、「打つな」と言うのもまた、いろいろ問題がある。法人の理事長として、「国の方針に従って、打つことを推奨いたします」という言い方だけしていましたが、頑として打たなかったスタッフがいる。

当初は、院内でクラスターが発生して、廃業になるかもしれないと覚悟して、コロナ患者さんを診てきたんです。なのに、私だけでなく、スタッフは誰一人かからなかった。「よかったね、ほっとしたね」って言ってたんだけど、だんだんと「何でやろ、おかしいね」と話すようになって。

鳥集　なるほど。「何でこれだけたくさんの患者さんと接してるのに、我々は発症せんのやろ」って。

長尾　そうそう。それで、今年（２０２１年）の2月ぐらいから、医療従事者は先に医師会で打ってくれるというのに、なかなか行かないわけ。最初、１００人のうち申し込んだのは30人だけ。よその病院や医院は１００％近いのに、うちは３割。「俺が打つなって言ってるみたいやん。目立つからもうちょっと行ってよ」って言ったんですが。

鳥集　結局、医療従事者のなかにも、「自分の免疫で撃退してるんだから、打たなくていい」「ワクチン打ったら、かえって抗体が悪さするかもしれない」と思っている人が、結構な割合でいるということですね。

長尾　経験的あるいは本能的に、そういう職場にいる人は感じ取るところがあると思うんです。これも20年前の話ですが、開業医の集まりで話を聞くと、ベテラン開業医は誰一人インフルエンザワクチンを打っていなかった。なのに、毎年かからないというんです。

免疫反応は百人百様

鳥集　インフルエンザワクチンを打たない医師も結構いるという話は、私も聞いたことがあります。毎年インフルエンザの患者さんをたくさん診察して、ウイルスを浴び続けているので、生ワクチンを打っているのと同じなんだと。

長尾　そうです。ベテラン看護師さんはインフルエンザにならない。でも、新人看護師や医師が入ってくると、すぐに発症する。それを経験的に知っている。ですから、自然免疫のほうが大事だと思っている。

「免疫鍛錬」という考え方があるんです。たとえば花粉症やダニアレルギーの治療で「舌下《ぜっか》免疫療法」というのがありますよね。「減感作療法」とも言うんですが、スギ花粉など、ごく微量のアレルゲンが入った錠剤を舌の裏で溶かして、体内に吸収させる治療を長い期間をかけて行うことで、免疫細胞が過剰反応しないよう慣らしていく。

感染症も微量のウイルスを浴び続けることで鍛えられ、抗体をつくるまでもなく、自然免疫や細胞性免疫[*9]でやっつけられるようになる。しかも、鼻とか喉のような局所で抑えられるようになるので、「ちょっと、鼻水が出て、喉が痛いな」くらいですんでしまう。こうやって、曝露と感染の中間くらいの状態で、全身性の感染にならないように防御しているのでしょう。しかもT細胞がちゃんと記憶してるから、また同じようなウイルスが来ても、すぐにやっつけてしまう。そうやって、軍隊が演習をするみたいに、訓練しているわけです。

鳥集　だから、ワクチンを打つまでもないと。

長尾　私は当初、40歳から80歳ぐらいの人や、コロナリスクの高い人は、打ってもいいんじゃないかと思っていた。ただ、普通に健康な若い人や子どもは危ないと思う。子どもは経験的に免疫反応が多様で、普段、処方する薬でも、びっくりするような免疫反応を起こすことがあります。しかも、その反応は多種多様で、百人百様です。たとえば、よく使う抗生物質で、1回目は大丈夫でも、2回目に激烈なアナフィラキシーを起こすことがある。

免疫の反応性はその人やその時によって実に多種多様で、ほんとに複雑系の中にあるんです。とくに若い人は免疫活動が活発ですから、予期せぬ大きなトラブルも起こしやすいと思います。今回のｍＲＮＡワクチンも、スパイクタンパクの遺伝情報をそのまま放り込むというのは、生体にとっては誰も経験したことのないような強烈なことですよね。どんなことが起こるのか、専門家でも想像がつきません。

ただ、びっくりしたことがあって、尼崎のある施設で間違えて６人分のワクチンを打ってしまう事故が起きた。

鳥集　希釈せずに原液を打ったんですか。間違えて４回打ったとか、そういうニュースもありましたね。

長尾　尼崎市内のことなので、興味があって保健所に問い合わせてみたんです。結

＊９　自然免疫や細胞性免疫……ウイルスや細菌など異物が体内に入った場合、まずはマクロファージや好中球、樹状細胞といった、異物を食べて排除する食細胞が働く。これらは生まれた時から備わっている仕組みであることから「自然免疫」と呼ばれる。自然免疫で防ぎきれなくなると、今度は感染した細胞やがん細胞を破壊するキラーT細（細胞性免疫）や抗体をつくるB細胞（液性免疫）などが働く。キラーT細胞やB細胞は、体内に入った異物を記憶して、再度侵入した時に効率よく働くことから「獲得免疫」と呼ばれる。

局、個人情報ということで詳しく教えてくれなかったんですが、健康には問題なかったようです。尼崎には他にも、4回打ってしまった高齢者がいます。複数の医療機関で打ってもらったみたいです。でも、何も起こってないそうです。だから、これだけ強烈なワクチンでも、高齢者はあまり反応しない。どぎついポルノビデオを1本見ようが10本見ようが、年を取るともう興奮しなくなるのと似ています。

鳥集　ただ、若年層より高齢者のほうが、報告されている接種後死亡は多いですよね。

長尾　免疫機能が低下している人は、反応が弱いのかもしれないけど、やはりワクチンを打つと、スパイクタンパクで感染したのと同じような状態をつくりますから、熱が出る人もいる。先ほども言ったとおり、高齢者の副反応疑いで一番多いパターンは、注射を契機に急に元気がなくなって、食べなくなって、という感じですね。

YouTubeの動画が削除された

鳥集　1回目、2回目の接種で強烈な副反応を経験して、3回目は打ちたくないという人も多いのではないでしょうか。

長尾　だけど日本は、イスラエルや米英の状況を見て、なぜか「3回目も打たなきゃいけない」という強迫観念に駆られているわけです。これに異論を唱えることができない空気がある。「3回目打つのは当たり前」「子どもに打つのも当たり前」だと。

でも、子どもは誰のために打つんですか？　おじいちゃん、おばあちゃんのために打つんですか？　その理由もよくわからない。にもかかわらず、頻度は少ないかもしれないけれど、一定の確率で強烈な副反応が起きる。免疫反応は多様で、百人百様だから、誰に何が起こるかわからない。

だけどね、そもそもそこまでして、ワクチンを打たなきゃならない相手ですか？　普通に元気な子どもは、コロナに感染しても死なないでしょ。京都大学の宮沢孝幸先生たちが警鐘を鳴らしているＡＤＥ（抗体依存性感染増強）[*10]が起こる可能性も当然あると思う。なのに、こういう話はマスコミでは封印されていますよね。

鳥集　そうですね。長尾先生がブログでお書きのように、ネガティブな情報はほとんどマスコミからは出ないです。長尾先生がYouTubeに投稿していた「コロナチャンネル」も、ワクチンに関することなどを話していた動画が、削除されてしまったんですよね。

長尾　そう、報道管制がしかれている。ワクチンに関するネガティブな情報は、すべてのメディアで規制されていますよね。これ自体が戦争中とまったく同じです。70、80年前も、同じような空気だったんでしょう。

では、誰が情報にストップをかけているのかと言ったら、それはもう製薬資本だと思うんです。ワクチンの市場は何兆円と聞きますね。あと、新しい抗コロナウイルス薬もいくつか出る。これも合わせると国内で10兆円規模でしょう。その大半を海外のグローバル企業が握っていて、その圧力に屈しているわけです。屈せざるを得ないぐらい、日本は国力が弱っている。そもそも独立国ではない。だから言論の自由も保障されない。これは健全じゃないですよ、民主主義国家として。

本当はワクチンもいらないし、新薬もいらないんです。もっと言えば、PCR検査もいらない。熱が出たらイベルメクチン[*11]飲んで、家で寝てたらいいんです。1週間ぐらい。インフルエンザと同じですよ。

＊10　ＡＤＥ……抗体依存性感染増強（Antibody-dependent enhancement）の略。ウイルス感染やワクチン接種によってつくられた抗体によって、かえって感染しやすくなったり重症化しやすくなったりする現象。デング熱（熱帯・亜熱帯地域で発生する、蚊が媒介する感染症）のワクチンでは、重症化する子どもが相次ぎ、２０１７年にフィリピン政府は接種プログラムを中止した。同じコロナウイルスに属するＳＡＲＳ（重症急性呼吸器症候群）やＭＥＲＳ（中東呼吸器症候群）のワクチンも、動物実験でＡＤＥの発生がネックとなり、実用化に至らなかった。

＊11　イベルメクチン……駆虫薬。１９７９年、北里大学特別栄誉教授の大村智氏が静岡県伊東市の土壌から新種の放線菌を発見。この放線菌が産生する物質に寄生虫の神経を麻痺させる作用のあることがわかり、米国の製薬会社メルクと大村氏との共同研究で、駆虫効果を高めたイベルメクチンが開発された。この薬が熱帯地方の寄生虫感染症（オンコセルカ症やリンパ系フィラリア症）に効果のあることがわかり、大村氏はロイヤリティを放棄して、無償提供を開始。南米ではオンコセルカ症の撲滅が宣言された。これらの功績で大村氏は２０１５年にノーベル生理学・医学賞を受賞。日本では、イベルメクチンは糞線虫症や疥癬の治療に保険適用となっている。

初期治療にイベルメクチンは有効

鳥集　イベルメクチンのことが出てきたんで、おうかがいします。長尾先生はコロナの治療薬としてイベルメクチンを推していますが、エビデンスがないとして反対している医師がたくさんいますよね。コロナに効くかどうかを確かめるため、世界中でたくさんの臨床試験が行われていますが、「効果あり」という結果が出た臨床試験は質が低く、信用できないと指摘されています。長尾先生も、テレビで「アベノマスクならぬスガルメクチンを全国民に配る」と発言したことで、ツイッターなどでエビデンスのない薬を勧める「トンデモ医師」呼ばわりされていました。

長尾　そんなことはありません。エビデンスはきわめて豊富です。なぜって、世界中でコロナへの効果を試した臨床試験が63本も行われているんですよ。そのうち最も信頼性が高いとされるRCT（ランダム化比較試験[12]）が30あり、6368人が対象になっています。RCTに限定した場合の予防効果は84％、初期治療に用いた場合の改善率は62％です[13]。

米国の救急救命医学領域の医師らによって結成されたFLCCC（Front Line

COVID-19 Critical Care Alliance）や英国の医師や研究者で構成されるＢＩＲＤ（British Ivermectin Recommendation Development）という団体が世界各国のイベルメクチンの臨床試験を調査・解析しており、その結果「イベルメクチンは新型コロナに有効」として使用を推奨してきました。

これらの結果から、イベルメクチンは初期治療に用いないと効果が出ないことがわかっています。なぜならこの薬は、ウイルスのＡＣＥ２受容体への結合を阻害する、細胞内での増殖を阻害するという２つの作用機序があり、ウイルスが細胞に感

＊12 ＲＣＴ（ランダム化比較試験）……医薬品や医療介入の有効性・安全性を検証する臨床試験の方法。数百～数万人規模の被験者を、新規の医薬品（ワクチンなど）を投与する群と、プラセボ（偽薬）または従来薬を投与する群とに分け、一定期間後（前向き）に病気の発症率や死亡率等を比較する。無作為に分けるのは、両群の属性（性別、年齢、職業、健康状態等）を均等にして偏りなく比較できるようにするためで、臨床試験のなかでは最も信頼性の高い方法とされている。

＊13 Ivermectin for COVID-19: real-time meta analysis of 63 studies (ivmmeta.com)／10月15日閲覧の数字。

染して全身で増殖した後では効きにくくなるからです。

鳥集 使っても効かなかったと言っている医師は、早期に使っていないから、そういう印象を持ったということですか。

長尾 そうです。発症して3日以内、肺炎になる前に投与しないと意味がありません。病院に入院してからでは効かないのです。ですから私は、イベルメクチンを全戸に配布して、コロナと診断されたら即、服用できるようにすべきだと言ってきたのです。本気ですよ。

イベルメクチンが効かないといわれているのは、有効性を示した論文のデータが意図的に修正されているからです。そういうことを、大村智先生（北里大学特別栄誉教授・2015年ノーベル生理学・医学賞受賞）や北里大学が主張して、YouTubeで動画を上げたりしても、削除されてしまうんです。

鳥集 品薄のようですが、イベルメクチンは個人輸入という形式でネット通販でも入手することができます。その効果を信じる一般の人のなかには、いざと言うときのために手元に置いたり、すでに予防薬として飲んでいたりする人もいるようです。

しかし、飲み過ぎると肝障害などの副作用を起こすと批判している人もいます。

イベルメクチンのポジティブな情報はほとんど隠蔽

長尾　確かに、医師の指示なく一般の人が容量を知らずに飲むのはよくないと思います。ですから、医師からコロナ陽性と診断されたら、服用量を指示すべきでしょう。ただ、肝障害なんて規定量を飲んでいる限りは、まず起こりません。海外では60㎎の高用量まで使われているそうですが、12㎎という、すごく少ない量でも効くことがわかっています。

そもそも、イベルメクチンは世界で年間6000万〜7000万人、累計で何億人もの人が寄生虫の治療薬として使ってきました。日本でも数年前に疥癬《かいせん》の治療薬などとして承認され、毎年10万人前後の方が服用している汎用薬です。したがって、安全だというエビデンスが山ほどある。副作用の心配がほとんどない。コロナワクチンとは正反対です。安全性も有効性も高く、世界中でたくさんの人を救ったからこそ、大村先生はノーベル賞をもらったんです。

昨年夏、コロナの感染爆発が起こったインドでは、イベルメクチンを無料配布しました。早期かつ予防的に使用した州では陽性者が激減。一方、ワクチンに依存して、イベルメクチンを使用禁止にした州では、陽性者も死者も増加したと伝えられています。インド弁護士会は、イベルメクチンの使用を推奨しないＷＨＯ（世界保健機関）の幹部を世界に向けて告発する行動に踏み切ったと伝えられています。[*14]

鳥集　その話もよく聞きます。それにしてもどうして、もともと寄生虫の薬であるイベルメクチンが、コロナに効きそうだとわかったんですか。

長尾　実は、イベルメクチンはインフルエンザにも効くそうなんです。どうして効くのかを調べるために基礎研究をしていたから、コロナにも効くだろうということで、研究が始まったと聞きました。こんなに安価で、しかもいろんな感染症に効く薬なのに、イベルメクチンのポジティブな情報はほとんど隠蔽されていて、ネットでは元論文になかなかアクセスできないようにされています。前述のＦＬＣＣやＢＩＲＤは、イベルメクチンに対する不当な評価に対して、ＷＨＯやＦＤＡ（米食品医薬品局）を非難する声明を出しています。

イベルメクチンが流通しない「真相」

鳥集　要するに、ワクチンや高価な新薬を使ってもらいたい製薬会社や、そこから資金提供されているＷＨＯには、イベルメクチンのような安価な薬が、コロナに効いてもらっては困るということかもしれませんね。実際、今、イベルメクチンは臨床現場で使えているんですか。

長尾　在庫が枯渇しています。まず流通してないんですよ。コロナに保険適用となっておらず、国から特例で「コロナにも使っていいよ」と言われているだけで、製薬会社も疥癬などでの処方実績のある医療機関や薬局に少量だけしか卸していない。コロナで処方した場合に保険請求していいことになっているし、公費負担の対象に

＊14　インド弁護士会は、イベルメクチンの使用を推奨しないＷＨＯ（世界保健機関）の幹部を世界に向けて告発する行動に踏み切ったと伝えられています……馬場錬成（科学ジャーナリスト）「コロナ患者が急増したインドでイベルメクチンをめぐり論争　使用に慎重なＷＨＯ幹部を弁護士会が『告発』する騒ぎに」（ＷＥＢ論座２０２１年６月18日）

もなっているけれど、そもそも流通量が圧倒的に少ないですから、コロナには処方できないというのが実情なんです。

鳥集　わざと流通を少なくしているということですか？

長尾　違います。製薬会社が適用外処方のために増産すると、国から怒られるからです。結局、国は「使っていいよ、保険請求していいよ、公費請求していいよ」と言いながら、コロナにイベルメクチンを使うことに、なぜか消極的なんです。完全に二枚舌。

鳥集　私自身、イベルメクチンがコロナに効くのかどうか、にわかには判断することができません。ただ、現在、北里大の大村教授の依頼により、製薬会社（興和）がコロナの軽症患者1000人を対象に第Ⅲ相試験（国の承認をめざす臨床治験）を行うと伝えられています。これには愛知医科大学や東京都医師会も協力するそうですよね。それによって早く結果を出して、論争に決着をつけてほしいと願います。

ところでもう一つ、長尾先生は政府が導入を検討している「ワクチン検査パッケージ」、すなわち「接種証明」および「陰性証明」の導入に反対していますよね。

その真意をお聞かせください。

接種証明も陰性証明も意味がない

長尾　接種証明は「ワクチンを打つ＝感染しないから安心」、陰性証明は「PCR検査＝感度も特異度も100％」という発想ですよね。でもどちらも、最初から論理が破綻してるじゃないですか。だって、ワクチンを打っても感染するし、感染させることがわかっている。実際、ブレークスルー感染がたくさん起こってます。実は2回目接種の後の感染だけでなく、1回目の接種後に発症した人を、私自身10数例経験しています。

それにPCR検査だって100％の精度ではなく、「偽陰性」「偽陽性」がたくさんある。もし検査したその日に本当に陰性だったとしても、翌日以降に発症してウイルスをバラまくことだってあり得ますよね。論理的・科学的に考えても、接種証明も陰性証明も意味がないじゃないですか。

飲食店に入るのに接種証明（衛生パス）の導入を義務化したフランスなんて、連日抗議デモが起きて、分断から内紛が起こっています。自由の国なのに、お互いの多様性を認められない事態になっている。イタリアでも接種証明義務化に反対するデモが起こっている。その点、接種証明を導入しなかったイギリスやデンマークは賢いな。日本でも導入されたら、どうなるでしょう。結局、偏見や差別という、コロナとはまったく関係のない問題が発生します。混乱が大きくなるだけです。

鳥集　私も接種証明や陰性証明の導入には反対です。ワクチンを接種させるための圧力として、利用しようとしているだけではないでしょうか。

国ぐるみでワクチン接種に誘導するのは「国家犯罪」

長尾　打たないと会社に入れてもらえない、打たないと校内に入れない、打たないと病院や介護施設で働けない、打たないと親の介護ができない、打たないと田舎に帰れない、打たないと子どもや孫に会えない、打たないと食事会に行けない、打たないと周囲から白い目で見られる……これって、「人権侵害」ではないんですか?

そもそも「任意接種」なのに、国ぐるみでワクチン接種に誘導している現状は、「国家犯罪」としか言いようがない。なのに、テレビでは毎日、「打て打てドンドン」「打つことが正義」と専門家が煽っています。おかしいと思っても、戦時中のように本当のことを言えない空気になってしまっている。

私自身、高齢者に打ったことで反ワクチン派から「死ね」と言われ、ワクチン推進派からもトンデモと攻撃されています。両方を敵に回してしまい、正直、仕事に支障が出ている。自分がやったことなので、開き直るしかありませんが。

鳥集　本当につらい立場に立たされていますね。しかし、ワクチン接種に携わりながらも、間違いを率直に認めて、その後遺症で苦しむ人たちに寄り添おうとする姿勢は、尊敬に値します。いずれにせよ、このままワクチン接種を推進しても、コロナが終息するどころか、分断と暴力を生むだけです。どういう立場であろうと、誹謗中傷や暴力は犯罪なので、絶対にやめてほしい。

接種証明と陰性証明は非科学的であるだけでなく、人権侵害であり、憲法違反だと私も思います。なのに、医師や法律家たちが反対の声を上げないことに、正直、がっかりしています。

長尾　私が一番残念なのは、多くのお医者さんが基礎的な情報を検索しないで、「ワクチンはいいものだ」という政府の宣伝を鵜呑みにして、イケイケドンドンで接種を勧めていることです。

鳥集　どうして、政府の宣伝を疑うことができないんでしょう。

長尾　勉強しないからです。

鳥集　名の通った有名なお医者さんに取材すると、「勉強してない医師が多い」と言われることが多いんです。お医者さんって、日本で一番高偏差値の人々の集まりなのに。

長尾　いやもう、医学教育が全然ダメなんですよ。臨床医学って、疑うことから始めないといけない。政府だけでなく、有名な医学誌の論文でも、「本当にそうか？」と疑って、データを吟味するのが本来の医師のあるべき態度なのですが、「厚労省が言ってるから正しいんだ」「有名な医学誌に書いてある論文を信じるべきだ」って、バカじゃないかと。これまでに起こってきた、数々の薬害の歴史をわかっていない。みんな、国や偉い先生が、「有効性が高い」「安全だ」ということを鵜呑みにしてきたから、起こったことなんです。

鳥集　そうですよね。私も自分なりに薬害の歴史を勉強したり、取材をしたりしてきましたが、今回のコロナワクチンでも同じことが繰り返されており、とても残念に思っています。薬害の兆候に警鐘を鳴らすべきマスコミも、その役割を果たしていないどころか、薬害の隠蔽に加担するような報道をしている。プロパガンダ機関に堕したマスコミの責任も重大です。

微量のウイルスや微生物を浴びながら自然に免疫を鍛えるほうがいい

長尾　そもそも、スウェーデンがやろうとしたように、感染することは決して悪いことではないんです。だから去年の4月3日、うちで1例目のコロナ肺炎を診た時から、ずっと今も患者さんには「おめでとう！」と言っています。自然に感染すれば自然に免疫が鍛錬されますし、風邪くらいの症状ですむなら、2回かかったっていいじゃないですか。

私たちが小さい頃は、冬になると鼻たれ小僧がたくさんいましたよね。鼻水には炎症性の物質が含まれていて、その中には抗体もあるんです。それで免疫鍛錬されてるから、大人になっても風邪くらいではぶっ倒れない。でも、今、鼻たれ小僧を見ないよね。子どもの頃に免疫鍛錬されていないから、感染症に弱くなっている。
だから、微量のウイルスや微生物を浴びながら、自然に免疫を鍛えるほうがいいんです。風邪にかかってしんどかったら、家で暖かくして寝る。そのほうが、ワクチンなんかに頼るより、よっぽどいいと私は思います。

ながお・かずひろ●長尾クリニック院長。１９５８年、香川県生まれ。84年に東京医科大学を卒業後、大阪大学第二内科に入局。市立芦屋病院内科などに勤務後、95年に兵庫県尼崎市で開業。年中無休の外来診療と訪問診療に携わる。『「平穏死」10の条件　胃ろう、抗がん剤、延命治療いつやめますか？』『薬のやめどき』（ともにブックマン社）、『コロナ禍の９割は情報災害　ｗｉｔｈコロナを生き抜く36の知恵』（山と渓谷社）ほか著書多数。２０２１年９月16日には、町医者としてコロナ診療に奮闘してきた長尾医師の５５１日の日記（ブログ）をまとめた著書『ひとりも、死なせへん』（ブックマン社）を出版。

第二章
ワクチンによる「抗体」が重症化を引き起こす可能性も

宮沢孝幸（京都大学ウイルス・再生医科学研究所准教授）

「ワクチンで不妊や流産になる根拠はない」「抗体依存性感染増強（ADE）が生じたという報告はない」――。厚労省やワクチン推進派医師らは、こう説明しているが、本当に信じていいのだろうか。京都大学准教授で、ウイルスやワクチンの研究に従事してきた宮沢孝幸氏は、「理論的にその可能性はゼロとは言えない」と警鐘を鳴らす。ならば、予防原則にしたがって接種の判断を行い、対策を講じておくべきではないのか。「これから起こり得るリスク」について、宮沢氏に語ってもらった。

ワクチンは自然感染よりも強く免疫を誘導する可能性

鳥集　本来は個人情報なので尋ねるべきではありませんが、あえて質問させていただきます。宮沢先生は、新型コロナのワクチンをもう打たれましたか?

宮沢　私はまだ打っていません。もともとアレルギー体質なのですが、6年ほど前に、小麦アレルギーであることがわかったのです。一時的なものだと思ったのですが、それがまったく治らなくて。パンを食べないくらいなら耐えられますが、うどんやラーメンが大好きだったので、とてもショックでした。

鳥集　アナフィラキシーのような症状が出るのですか?

宮沢　たまに呼吸がしにくくなることはありましたが、アナフィラキシーまでには至りませんでした。原因不明のじんましんは30歳頃からよく出ていて、いったん出だすと長期間続き、抗アレルギー剤を飲み続けていました。しかし、51歳の時にじんましんだけではなく、咳も止まらなくなって眠れなくなったのです。受診したら喘息だと言われて。検査を受けたら、小麦アレルギーでした。小麦でできた食べ物は毎日食べているのに、と驚いたのですが、小麦をやめてみたら全部治ってしまいました。実はじんましんや喘息だけではなく、小麦を食べると指が痛くなって翌日から動かなくなるのです。パソコンのキーを打つくらいはできますが、カバンが持てなくなってしまうし、瓶も袋も開けにくくなります。

鳥集　それはつらいですね。

宮沢　指が曲がらなくなって、少し腫れて、熱をもちますね。初めは医師に「ばね指（靭帯性腱鞘）ですね。指を酷使していませんでしたか」と言われましたが、思い当たることはありませんでした。結局は指の酷使ではなく、食物アレルギーだったのです。

今は小麦を食べなければ症状は治まっていますが、小麦を食べると翌日から数週間指が痛くなります。あとは肛門がかゆくなるのと、睡眠障害。これも小麦を断ったら治りました。

他にも、新しい家具や建物もダメなのです。いわゆる、シックハウス症候群なのだと思います。建築現場も近づくとふらふらするので、遠回りしたりします。

だから私は、自分の免疫をあまり信用していないのです。今回の新型コロナワクチンは、自然感染よりも強く免疫を誘導する側面があるので、さまざまなリスクを考えたうえで、まだ接種をしない判断をしています。

怖いのは接種後の「高熱」副反応

鳥集 中和抗体だけでなく、細胞性免疫も誘導する[*1]と言われていますね。

宮沢 細胞性免疫を誘導するのはよいのですが、抗体の誘導は諸刃の剣だと思っています。ワクチンによって良い抗体だけできればいいのですが、コロナウイルスの場合、悪い抗体もできるし、良い抗体がのちに悪い抗体になることも考えられます。

コロナウイルスは抗体がやっかいなのです。ところがこのワクチンは、感染防御を狙ったのか、抗体の誘導も強力にされるようです。私はそれは間違いだと思っています。あと、ワクチンを接種すると39℃とか40℃もの高熱が出ることも多い。「免疫が誘導されている証拠だからいいんだ」と言う人もいますが、私はそこが怖いのです。コロナに感染してもそこまで熱が上がらないことがほとんどです。そんな高熱が出るということは、免疫が強く誘導されて、サイトカイン（15ページ参照）がたくさん出ているということです。大げさと思われるかもしれませんが、やはり慎重に考えるべきだと思います。

鳥集　ワクチンの接種だけで40℃も熱が出たら、[*2]いくら健康な私でも心配になります。

宮沢　一時的な高熱が臓器の障害まで引き起こすかどうかはわかりません。ただ、ワクチンを打ったら40℃の熱が出て、「もう二度と嫌だ」と言っていた学生もいました。彼が興味深いことを言ったのです。「インフルエンザにかかって、高熱で飛

＊1　中和抗体だけでなく、細胞性免疫も誘導する……ファイザー社及び武田／モデルナ社のワクチンはｍＲＮＡワクチンと呼ばれ、新型コロナウイルスのスパイクタンパク（ウイルスがヒトの細胞へ侵入するために必要なタンパク質）の設計図となるｍＲＮＡを脂質の膜に包んだワクチンです。このワクチンを接種し、ｍＲＮＡがヒトの細胞内に取り込まれると、このｍＲＮＡを基に、細胞内でスパイクタンパク質が産生され、そのスパイクタンパク質に対する中和抗体産生や細胞性免疫応答が誘導されることで、新型コロナウイルスによる感染症の予防ができると考えられています（厚生労働省ホームページ「新型コロナワクチンＱ＆Ａ」より一部抜粋）

び降りたくなる人がいるじゃないですか、あの気持ちがわかった」って。

鳥集　２００７年に、タミフル（抗インフルエンザウイルス薬）を服用した10代の若者が建物から転落するなどの異常行動が相次いで、問題になりましたね。その後の調査で、異常行動はインフルエンザ自体に伴って発現する場合もあるとされ、タミフルとの因果関係は不明のまま、頻度不明の重大な副作用として添付文書に追記されています。

流産の危険性が高まってもおかしくない

宮沢　その学生は解熱剤を服用していたのに、それでも、そんな気持ちに襲われたというのです。強烈だなと思いました。

そこで問題は妊婦です。妊婦が40℃も熱を出したら、さすがに危ないのではないでしょうか。流産の原因は、胎児や胎盤にバクテリアやウイルスが感染して起こることもありますが、多くはホルモンやサイトカインの異常なのです。

妊娠とサイトカインはものすごく関係が深い。たとえば牛は、「インターフェロンτ（タウ）」というサイトカインが、妊娠維持ホルモンとして認識されています。また、マウスはインターフェロン（サイトカインの一種）の抗体を投与すると流産してしまう。

妊婦にとって胎児は遺伝子配列が異なる異物です。通常、異物は免疫細胞が拒絶して排除されてしまうのですが、妊婦は妊娠を維持できるように、サイトカインを通じて微妙なバランスを取っています。40℃も熱が出たら、そのバランスを乱すことになりかねない。流産の危険性が高まってもおかしくないと思うのです。

＊2　40℃も熱が出たら……ほとんどの急性疾患による中等度かつ一過性の深部体温の上昇（すなわち38～40℃）は、健康な成人であれば十分に耐えられるものである。ただし、極度の体温上昇（典型的には41℃を超える場合）では何らかの傷害が生じる可能性がある。（中略）この体温では、タンパク質の変性が生じ、炎症カスケードを活性化する炎症性サイトカインが分泌される。その結果、細胞機能障害が起こり、多くの臓器の機能障害、そして最終的には機能不全が引き起こされる。さらに凝固カスケードも活性化され、播種性血管内凝固症候群（DIC）へと進展する。（MSDマニュアル プロフェッショナル版「発熱」より一部抜粋）

鳥集　しかし、新型コロナワクチンで流産が起こるかもしれないという指摘に対し、河野太郎前ワクチン担当大臣やワクチン推進派の医師たちは、「デマだ」と断言しています。

宮沢　その根拠のひとつとなった論文は、妊娠中にワクチンを接種して、観察期間中に妊娠を終えた女性827人を調べた研究です。流産率が13・9％（115人）で、パンデミック以前の研究で報告された流産率と有意差（統計学的に偶然とは言えない範囲の差）がなかったというものです[*3]。だから、流産が起こるのはデマだという。報告されている自然流産が起こる確率は、11～22％とか10～25％とか幅がありますし、接種者の流産の確率が非接種者と比べて1％高いくらいでは、有意差は出ないでしょう。

でも、国内で1年間に88万人も出生するなかで、1％と言ったら8800人です。確率的にはわずかかもしれませんが、理論的に流産になるリスクが考えられるのに、そうした論文だけでデマとは言い切れないのではないでしょうか。

有意差がなければ副作用が認められないということはないですよね。市販後の薬だって、因果関係が否定できない症例が複数報告された場合には、「使用上の注意」の「警告」などが改定されますから。先ほどのタミフルのように、有意差がなくても事例がいくつかあったら、関係するかもしれないということで注意喚起がされてきたわけです。それなのにワクチンに関してだけ、統計学的有意差がないから安全だという論調はおかしいと思います。

鳥集　日本産婦人科学会も妊婦は重症化しやすいなどとして、妊婦へのコロナワクチン接種を推奨していますが、医師たちによるメディアでの発信はどうなのでしょうか。

宮沢　先日、私が尊敬する産婦人科医がラジオで話していたのですが、それによると、妊婦が陽性になってしまったら隔離が必要になるなど、設備面での対応も難しく、かかりつけ医が診られなくなることがあるそうなのです。また、人工早産を選

＊3　Tom T Shimabukuro et al. CDC v-safe COVID-19 Pregnancy Registry Team, Preliminary findings of mRNA Covid-19 vaccine safety in pregnant persons. N Engl J Med (2021).

択するケースも増えていると聞きます。そのような状況下で、コロナで重症化するかもしれないリスクを伝えることはもちろん大切ですが、ワクチンで起こるかもしれないリスクについてはどれだけ伝えられているのでしょうか。果たして十分な情報が示されていると言えるのか。

鳥集　因果関係を証明するのは難しいかもしれませんが、あり得るリスクに対しては慎重に考える「予防原則」を取るべきだと思います。

宮沢　コーヒーを1杯飲んだくらいで、流産するようなことはまずないと思いますが、妊婦自身は念のために飲まないように気を遣ったりしているものです。それなのに、サイトカインを大量に誘導するようなワクチンを打てと言う。医師たちに聞きたいのですが、妊婦に大量のインターフェロン（サイトカインの一種）を打てますか？　打てないでしょう。

イスラエルでもワクチン接種時期に超過死亡が増加

鳥集　母集団が何十万、何百万と大きくなると、副反応が100とか1000あっても誤差の範囲になって見えづらくなる。有意差がないからと片付けてしまうと、危険性を見落としてしまいそうですね。

宮沢　そうです。接種後の死亡事例も報告数で言うと、ファイザー製では5万8000人に1人くらいです（厚労省資料によると、9月12日までの報告数で100万人あたり17・2件）。ワクチン接種を行う側から見ると、自分が担当したなかでワクチン接種後に亡くなられるケースは0か1件ということになってしまいます。このレベルでは情報管理を十分に行わないと危険性は見えてこないのです。だから、加えて超過死亡[*4]のような大きな数字で見ることも大切なのです。

鳥集　今年（2021年）に入って、超過死亡が観察されています。

宮沢　これをどう説明するのでしょうか。論理的に考えても、ワクチンに因果関係がある死亡は起こり得ることでしょう。起こり得るものをすべて否定するのです

＊4　超過死亡……例年の統計から予測した数字より死亡者数が増えること。インフルエンザなど感染症が流行すると、超過死亡が出るとされる。

か？　ワクチン接種が先行していたイスラエルでもワクチン接種時期に超過死亡が増えていましたよ。

鳥集　今、妊婦だけでなく、接種可能年齢をどんどん引き下げて打たせようとしています。これに対してはどう思われますか。

宮沢　小児もコロナで重症化しているとか、後遺症が残るからなどと言いますが、リスクとベネフィットを十分に比較してほしいと思います。また、欧米のデータを基に、小児も亡くなっている、重症化しているといわれていますが、日本のデータではありません。欧米では小児でも肥満率が高い傾向があります。

新型コロナの「本質」がわかった歌舞伎町での調査

鳥集　国内の実情に目を向けることが大切ですね。私は以前、宮沢先生が昨年（2020年）の早い時期に接待を伴う飲食店を調べられたことがあると聞いています。

宮沢　昨年の6月に、コロナがすでに蔓延《まんえん》していた歌舞伎町で聞き取りをしたのです。その頃は、「え、僕かかっていたのですか？」という人ばかりでした。発熱についてだけ言えば37・5℃程度、はっきりと熱が出た人でも38・5℃が一日だけでした。60人ぐらいの店舗でPCR陽性だったのは約6割でした。

歌舞伎町を調べたら、未来の日本の姿がわかると思いました。当時、「全然、海外調査ができない」と嘆いていた研究者にコロナの感染様式に関する調査をするならば、歌舞伎町が最大のフィールドだろうと言ったのですが、みんな行かなかったですね。

私は医師たちに、「現場は病院だ」と言われたりしましたが、感染の現場は居酒屋とかホストクラブ、風俗かもしれない、そういうところを聞き取り調査しないと本当のことは見えてこないと思っていました。

鳥集　先生のその姿勢は正しいと思います。マスコミの人たちも、重症者が集まる病院ばかりを取材して、危機感を煽る報道をしてきたように思っていました。

宮沢　歌舞伎町に行ったら、新型コロナウイルスの本質はすぐに見抜けました。報道されているような怖いウイルスではない、このまま乗り切れるだろうと。歌舞伎町で働く人たちの情報網はとても広く、調査に役立ちました。とにかくすごいのです。昨年の6月の時点では、風俗も全然陽性者がいませんでした。おそらく、昨年の2月か3月頃に陽性者が出ていたと思うのですが。その後、ホストクラブに感染の現場が移り、そこでも昨年の6月にはほぼ終わっていたと思います。

歌舞伎町でホストクラブや風俗を経営するオーナーに聞いても、「インフルエンザより軽かった」「毎年、インフルエンザが流行ると高熱が出てバタバタと休むのに、今回は全然問題なかった」と。50店舗ぐらい持っているオーナーの話では、クラスターが発生した店と発生しなかった店が、明確に分かれていたというのです。ドンチャン騒ぎするか、しないか。「この店では絶対クラスターを出さないと決めています」と言われたお店に行ってみましたが、そこでは、普通の接待をしていました。マスクもなしで。

鳥集　それくらいなら大丈夫ということですか?

宮沢　大声で騒いだらもちろんダメです。第5波はデルタ株だったので、状況は違ったかもしれないけれど、たとえば居酒屋で静かにお酒を飲む程度なら、うつらないでしょう。もちろん確率論なので例外はありますが、普通の食事くらいは問題なさそうだと、私はその時点で思いました。実際、昨年の7月あたり、緊急事態宣言が出ていない間は、皆さん普通に飲食していましたよね。要は感染が拡大したり収束したりするのは、気候やウイルスの変異によるものなのです。

感染収束は自然減、デルタ株は弱毒化

鳥集 つまり感染の波が上がったり下がったりするのは、時短営業や人流抑制の効果ではないと。

宮沢 簡単な話で、年末年始の第3波は寒さです。ウイルスはおそらく、最初、鼻粘膜にくっつくのですが、鼻粘膜の自然免疫は温度や湿度に依存する傾向があります。それで寒くなると、自然免疫が下がるのでしょう。冬は空気が乾燥するので飛沫粒子が漂いやすくなります。暖房のために窓も閉めてしまうので、ウイルスが部屋に長期間漂いやすくなる。ウイルスも温度が低いほうが、不活化しにくいでしょう。そういう複合的な要因で、第3波は拡大したと考えられます。

鳥集 夏の東京オリンピック期間中と重なった第5波は、季節的な要因とは違って、

やはりウイルスの変異、つまりデルタ変異体ですよね。

宮沢　そうですね。デルタ変異体への置き換わり、弱毒化が進み、これまでより感染しやすくなっただけだと思います。今のところ第3波、第4波、第5波は、全部理屈が通っているのです。収束は自粛によるものではなく、自然減です。私たちは全員が同じような行動をとるわけではないし、全員がコロナにかかるわけでもない。免疫の状態は人それぞれ違います。だから、かかる人にかかって、一巡したら終わり。それだけです。一度感染した人も、ウイルスが変異すれば、二度かかることがあります。

鳥集　デルタ変異体が強毒化しているといわれましたが、逆に弱毒化しているから、たくさんの人にかかったと。

宮沢　それについては、たとえば英国スコットランドの6月から8月上旬までのデータに基づいた研究[*5]があります。

アルファ変異体よりデルタ変異体のほうが入院率が2倍高かったから、強毒化していると主張する人がいますが、決してそのようなことはありません。なぜかというと、今まで打ってきたワクチンは、最初に流行した株を基につくったものですから。アルファ変異体には効き目が高くても、デルタ変異体に対しては低くなっていた。ワクチンを打って、アルファ変異体が流行した後では、デルタ変異体がアルファ変異体より入院率が高くなるのは当然のことです。昨年の12月から1月のデータと比べてください。陽性者数を母数にすると、段違いに入院率が下がっています。明らかに弱毒化していますよ。

それから、デルタ変異体に感染した人が排出しているウイルス数が、これまでの300倍とか1000倍とする論文もありますが、それは感染者全員を調べたわけではないと思います。裏返せば、ウイルス量が300倍とか1000倍にならないと発症しないとも受け取れます。

＊5　Aziz Sheikh, Jim McMenamin, Bob Taylor, Chris Robertson, SARS-CoV-2 delta VOC in Scotland: demographics, risk of hospital admission, and vaccine effectiveness, Lancet. 2021 Jun 26;397(10293):2461-2462.

コロナワクチンと免疫システム

鳥集　歌舞伎町の話に戻りますが、宮沢先生の調査に基づけば、ホストクラブやキャバクラ、風俗に勤めている人たちの多くは、すでに感染して回復した可能性があります。たまに都内に出る私もそうですが、コロナにかかった自覚のある人だけでなく、多くの人が実はすでにかかっていて、気付いていないだけかもしれない。免疫があるかもしれないのに、抗体もT細胞も調べずにワクチンを打って大丈夫なのでしょうか。

宮沢　私もそのことを危惧しています。このワクチンは従来のワクチンと違って、スパイクタンパクの設計図であるmRNAをLNP（脂質ナノ粒子）という脂質の二重膜で包んで細胞内に送り込むものです。理論的にはどの細胞にも入っていきます。

普通はワクチンを打ったら、抗原のタンパクを樹状細胞などの抗原提示細胞が食べて細胞内で粉々にして、その細胞の表面に一部を出して提示する（これを抗原提示という）。そうやってCTL（細胞傷害性T細胞）やB細胞（抗体を産生する細胞）

に「こんなヤツが来たから、攻撃しなさい」と教えるわけです。
ところがこのワクチンのＬＮＰは抗原提示細胞以外の細胞にも入るわけだから、いろいろなところでその現象が起こることになります。通常の細胞は副刺激分子（Ｔ細胞の活動を活性化する物質）を出していないので、抗原提示能力は低いのですが、それでもＣＴＬ細胞のターゲットにはなり得ます。したがって、もしすでにウイルスに感染した人がワクチンを接種したら、いろいろなところでスパイクタンパクの一部が提示されて、ＣＴＬ細胞の攻撃を受けるかもしれません。

鳥集　つまり、ワクチンのｍＲＮＡを取り込んで、表面からスパイクタンパクを出した細胞が、以前の感染の記憶があるＣＴＬによって感染細胞と勘違いされて、攻撃されるおそれがあるということですね。それによって、自己免疫疾患のような症状が起こるかもしれない。

宮沢　これを自己免疫疾患と言っていいのかどうかはわかりません。要は、感染細胞と勘違いされて自分の細胞が攻撃されてしまうのです。筋肉注射で抗原提示の専門職の細胞だけにワクチンが取り込まれればいいのですが、そんなことはないと思います。

　接種したワクチンのLNPが血流に乗って全身に流れていくのではという話をしたら、その前にマクロファージ（死んだ細胞や細菌などの異物を食べる白血球の一種）や樹状細胞が食べてしまうと反論した人がいましたけれど、ファイザー社がワクチンの承認申請のためにPMDA*6に提出した資料によると、ラットでの実験でLNPが投与部位以外に肝臓、脾臓、副腎、卵巣等にも行くことが明らかになっていますよね。

　ということは、LNPは血中に流れていくはずです。だけど絶対に認めない人がいる。筋肉に注射するとリンパ管に流れると言う。でもリンパに流れたとしても、また血中に入りますし。そうしたら全部リンパ節で免疫細胞にトラップ（捕捉）されると言うのです。本当でしょうか。マクロファージとか樹状細胞だって、接触しなければ貪食できないはずですよね。そのままサーッと流れて、通り過ぎるLNPはあるはずです。

　私たち獣医は、ネコやサルを眠らせるとき、筋注で麻酔をかけます。概ね3～5

分で効果が得られます。抗生物質を筋注することもします。筋注でLNPが全身に流れるのは、当然ではないでしょうか。

とにかくいろいろ調べないとわからない

鳥集　ワクチンの成分が全身のいろいろなところに届くから、どこでスパイクタンパクが発現して、免疫細胞の攻撃対象にされるかわからない。心筋炎などもそうしたメカニズムで起こっているかもしれないということでしょうか。

宮沢　わかりません。スパイクタンパク自体が毒であるという説もあります。また、ACE2受容体を発現している細胞にワクチンが取り込まれると、ACE2とスパイクタンパクの作用で細胞融合が起こり、細胞が死んでしまう可能性もあります。その可能性を置いておくとしても、一度感染した人の免疫細胞が、スパイクタンパ

＊6　PMDA……独立行政法人医薬品医療機器総合機構。厚生労働省所管の組織で、新規医薬品・医療機器等の承認審査や、副作用情報の収集・分析、健康被害救済業務等を行っている。

クを発現した細胞を攻撃するというメカニズムもあり得ると私は考えています。

鳥集　腎臓でそれが起こったら、腎炎になるかもしれない。卵巣だったら、不妊になるかもしれないということでしょうか。

宮沢　不妊になるかどうかまではわかりません。ただ、卵巣炎くらいは起こり得るのではないかと私が言ったら、それはデマだと言う人がいるわけです。でも私はデマかどうかわからないから、詳しく調べてくださいと言っているのです。

とにかくいろいろ調べないとわからないのです。ワクチンの治験だって、昨年のまだほとんどの人が感染していない状況で行ったのかもしれません。だから、治験のときは1回目、2回目とワクチンを打って大丈夫だったかもしれないけれど、多くの人が知らないうちに感染しているかもしれない状況で2回打ったらどうなるのか、よくわからないのです。

接種の前に抗体検査やT細胞の検査を

鳥集　よく言われているのは、日本を含む東アジアは新型が流行る以前に、それに似たコロナウイルスに感染していた。だから、T細胞に記憶があり、交差免疫[*7]が働いている。それで、欧米に比べて感染者も死者も少ない。

宮沢　私もその考えには賛成です。T細胞が新型コロナウイルスに反応しているというのが、2020年5月には論文にもなっていました。[*8] 似たウイルスにかかっていただけでなく、家畜のコロナウイルスにも曝露されていた可能性があるのです。[*9] 酪農家の方はもしかしたら交差免疫があるかもしれない。

鳥集　ワクチンを打つ前に、抗体検査やT細胞の検査をしたほうがいいと主張している人もいますね。

＊7　交差免疫……ある細菌やウイルスなどに免疫があると、それと似た構造の細菌やウイルスにも免疫が働くとされる。新型コロナの陽性者、死亡者が少ない東アジア・オセアニアでは、この交差免疫が働いていると考える識者が多い。

＊8　Alba Grifoni et al. (2020) Targets of T cell responses to SARS-CoV-2 coronavirus in humans with COVID-19 disease and enexposed individuals. Cell 181(7): 1489-1501. e15. (doi: 10.1016/j.cell.2020.05.015.)

宮沢　私もそう言っているのですが、T細胞の検査は5万円くらいはかかると思います。でも、そのぐらい慎重にやったほうがいい。これまでのワクチンと違うのですから。製薬会社の目論見どおり、LNPがマクロファージや樹状細胞にしか入らないのであればいいのですが、そこまでの技術はもっていません。

私たちは1990年代から、がん遺伝子治療の研究もやってきていました。がん細胞だけに入るベクター（遺伝子の運び屋となるウイルスなど）をつくろうと頑張ったのですが、できないのですよ。それが今回、マクロファージや樹状細胞だけに入るようにできたとしたら驚きです。

ウイルスベクターワクチンとmRNAワクチン

鳥集　それは、ベクターとしてアデノウイルスを使っているアストラゼネカ製のワクチンに関しても当てはまりますか。

宮沢　そうですね。アストラゼネカ製のワクチンのベクターも、アデノウイルスの感染受容体がある細胞になら入ってしまうと思います。

鳥集　アストラゼネカ製のワクチンは、アデノウイルスのＤＮＡの一部にスパイクタンパクの設計図を組み込んでいます。『大丈夫か、新型ワクチン』（花伝社）の著者で、ホームページでコロナワクチンに警鐘を鳴らす情報を発信している岡田正彦先生（新潟大学名誉教授）によると、同じ仕組みのワクチンをつくって犬で実験したところ、がん遺伝子の近くにその遺伝子の一部が組み込まれていたという論文があるそうです。それがどのような影響を生体に与えるのか、答えが出るまで10年以上かかると岡田先生は話しておられました。

宮沢　可能性はゼロではないですよ。積極的には入らないけれど、偶発的に入ることはあります。それがどれほどの問題になるかはわかりませんが。

鳥集　ｍＲＮＡのほうは、人間の細胞の核には入らないので、遺伝子に組み込まれ

＊9　Myung Guk Han 1 et al. (2006) Cross-protection against a human enteric coronavirus and a virulent bovine enteric coronavirus in gnotobiotic calves. J. Virol. 80(24): 12350-6. (doi: 10.1128/JVI.00402-06. Epub 2006 Sep 13.)

ることはまずないと政府は説明していますよね。

宮沢　ｍＲＮＡはＬＩＮＥ（長鎖散在反復配列）という逆転写酵素で、まれにＤＮＡに組み込まれることがあります。ｍＲＮＡが核にあるＤＮＡには絶対組み込まれないというのは、科学的には嘘になります。ただし、非常にまれな確率なので無視していいというレベルだと思います。ましてや、子どもに遺伝する確率はきわめて低いので、心配する必要はないでしょう。

しかし、可能性はゼロですかと尋ねられたら、ゼロではないです。実際、私たちの体の中には、ｍＲＮＡが逆転写されてＤＮＡに組み込まれた遺伝子が山ほどありますから。

「ｍＲＮＡがＤＮＡに組み込まれることはない」は科学的には嘘

鳥集　そうやって逆転写されたｍＲＮＡはどういう働きをしているのですか？

宮沢　シュードジーン＝偽遺伝子というものです。普通、遺伝子というのはエクソン（翻訳配列）・イントロン（介在配列）・エクソン・イントロンと並んでいて、イントロンが除かれるスプライシングという過程を経て、mRNAがつくられます。ところが、私たちのDNAの中には、そのスプライシングが終わったmRNAが逆転写されて、組み込まれた領域がいくつもあります。それがシュードジーンです。

シュードジーンは、基本的には遺伝子として働いていないのですが、ときどき重要な役割を果たしていることがわかっています。一部のシュードジーンは、本当の遺伝子の発現を制御しているものもあります。いずれにせよ、長い歴史を見たら、ものすごい数のシュードジーンが私たちヒトや動物のゲノムに入り込んでいます。

鳥集　つまり、ごくまれではあるけれども、長い時間をかけて組み込まれる可能性はある。

宮沢　たとえばワクチンを1億人に打ったら、1人ぐらいはそういう人がいるかもしれない。さらに、長い時間をかければ、組み込まれる人がものすごく増えるかもしれない。だから、mRNAがDNAに組み込まれることはないと言い切るのは、科学的には嘘になります。

鳥集　「流産はない」と言い切っているのと同じですよね。さらに、アストラゼネカ製の場合は、ファイザー製やモデルナ製よりも確率が高いかもしれない。

宮沢　そうですね、アストラゼネカ製のほうが、ＤＮＡに偶然に組み込まれる確率は、高くなると思います。脳腫瘍や白血病といった病気を対象に遺伝子治療の研究が行われてきましたが、そのような命にかかわる病気の患者さんに対する研究でも、遺伝子に影響を与えることがわかれば、治験はストップしてしまう。

ところが、今回のワクチンでは、接種対象の大半が健康な人なのに、きわめて例外的に使用を推し進めていると言えます。正直、後ろめたさを除けば、研究者としてはうらやましいですよ。こんなに規制が緩いなら、誰だってもっと楽に新薬や先進的なワクチンの開発ができる。

抗体が重症化を引き起こす可能性

鳥集　これまでの薬害の歴史や生命倫理の問題を踏まえ、法律までつくって臨床研究に厳しい規制をかけてきたのに、このワクチンで一気にルールがうやむやにされてしまった。新薬を早く世に出したい製薬会社にとっては非常に有利になる話で、政治的な思惑もそこにも絡んでいるのではないかと私は推察しています。

ところでもう一つ、ツイッターなどで出回っている宮沢先生の動画での発言で気になるのが、ワクチンを接種した人に、これから怖いことが起こるんじゃないかというお話です。ＡＤＥ（39ページ参照）と関連しているのではないかと思うんですが、その問題についてもお話しいただけますか。

宮沢　私は、新型コロナウイルスに関しては、抗体よりも自然免疫や細胞性免疫のほうが重要な役割をしていると考えています。なぜならネコでもそうなのですが、コロナウイルスに感染したとしても、抗体が上がってくるのが、とても遅いのです。アデノウイルスやパルボウイルスは抗体が一気に上がります。

じゃあ、なぜコロナはこんなに遅いのか。私は生体の長い間の知恵で、コロナに対しては細胞性免疫を優位にして、抗体をサブにしているのだろうと考えています。それは、抗体が悪さをすることがあるからです。

鳥集　抗体は良いものとばかり思っている人が多いと思います。

宮沢　抗体はそんなに単純なものではありません。抗体には、良い抗体と悪い抗体があります。実際に、ＳＡＲＳは抗体が重症化のリスクファクターでした。新型コロナウイルスに関しても、昨年の３月頃に、重症化した人のほうが抗体価が高いという論文が出ています。重症化した人は、感染が長引いているから抗体価が高いと考えがちですが、実は抗体がたくさんできているから重症化している可能性もあるのです。

鳥集　なるほど。

抗体がウイルスを中和するメカニズムは未解明の部分も

宮沢　抗体がウイルスを中和するメカニズムをとても単純に考えている人が多いと思いますが、中和のメカニズムは複雑で、いまだ完全にはわかっていないのです。ウイルスが細胞の受容体とくっつくのを邪魔する抗体や、スパイクタンパクが適切な形になれないよう邪魔する抗体があったりします。抗体がスパイクタンパクのどこにくっつくかということとも、密接な関係がある。それから、これも無視されがちなのですが、体の中には「補体」という物質があって、抗体がくっつくとやって来て、ウイルスに穴を開けて溶かしてしまうのです。そういうやり方の中和もある。

鳥集　そんなにいろいろなパターンがあるのですね。知りませんでした。

宮沢　ＳＡＲＳとＭＥＲＳではＡＤＥが大きな問題になりましたが、今回の新型コロナウイルスでは、これまであまり問題にされませんでした。ウイルスにＡＤＥを誘導する抗体（ここではＡＤＥ抗体とする）がくっつくと、マクロファージに感染しやすくなる。ウイルスに感染したマクロファージが症状を悪化させる因子を大量に放出することで、重症化すると考えられているのです。ところが不思議なことに、新型コロナウイルスは、マクロファージに感染してもあまり増殖しない。

でも今後、新型コロナウイルスがマクロファージで増殖しやすいタイプに変異する可能性もゼロとは言えません。実際、かかっても発症しないコロナウイルスをもっているネコをイヌと同居させたら、イヌのコロナウイルスとリコンビネーション（ウイルス間での遺伝子組み換え）をして、それにかかったネコが死んでしまうことがあります。そうやって、ＡＤＥが表面化することがあるのです。

ワクチンでもADE抗体が誘導され得る

鳥集　現在のデルタ変異体ではまだADEは顕在化していないけれど、今後変異すれば、そういうことも起こり得ると話しておられましたね。

宮沢　そう。今のデルタ変異体では心配は少ないかもしれない。でも、大阪大学の荒瀬尚先生のグループが、スパイクタンパクのNTD領域（タンパク質のN末端にある配列）にくっつく抗体があって、それがくっつくと通常細胞のACE2受容体への結合を増強させることを発見しています。[*10]

鳥集　その論文は新型コロナウイルスに感染すると、ADEが起こるリスクがわかったという研究ですね。

宮沢　荒瀬先生たちは、ワクチンでもADE抗体が誘導され得ることはわかっているはずです。ワクチンでADE抗体ができない理由が見当たりません。ワクチン接種をして間もない今は、まだ中和抗体のほうがADE抗体よりもずっと多く誘導されているので、顕在化していないだけかもしれません。しかし、良い中和抗体が下がったらADE抗体の効果だけが残ってしまうかもしれません。

しかし、それがどれだけ危ないかと言うと、わからないのです。CTL（細胞傷害性T細胞）もあるから、それがしっかりしていれば、ADEが起こっても感染細胞をやっつけてくれる可能性があります。でも、CTLを逃れてしまう変異体が出現する可能性もあるだろうし、ADEがどれだけ起こるか、個人差もあると思います。

ワクチンを接種した人のなかには、中和抗体ができにくい人や、ADE抗体ばかりが誘導されてしまう人がいるかもしれません。そういう人が仮に5％いたとしても、80％の人でワクチンがうまくいったとしたら、ADEの発生はかき消されて、見えなくなってしまう。統計だけを取ったら、ワクチンはうまく働いていてADEは起こっていないとされてしまうおそれもあるのです。

鳥集　流産の時の話と同じですね。副作用が起こっていても、母数に対して数が少

＊10　Hisashi Arase et al. An infectivity-enhancing site on the SARS-CoV-2 spike protein targeted by antibodies https://doi.org/10.1016/j.cell.2021.05.032

ないと見えづらく、なかったことにされてしまう。

なぜイスラエルが追加接種を続けるのか？

宮沢　これから中和抗体のレベルがどんどん下がるでしょう。だから私はイスラエルのデータをずっと見ていて、確かに感染予防効果とか、入院予防効果が低下しているというのはわかりました。でも、果たして入院した人のなかで重症化したり、亡くなる率が、ワクチン接種の有無でどうなるのか、今ひとつよくわかりません。

鳥集　そもそも、なぜイスラエルが3回目で終わらず4回目まで準備して、ブースター接種を焦っているかと言ったら、感染予防効果だけでなく、重症化予防効果も落ちているからではないでしょうか。それに、もし宮沢先生がおっしゃったように、中和抗体とADE抗体のバランスが問題ということになると、中和抗体を上げておかないと問題が起きる可能性が残るということになりますよね。

宮沢　そうです。私は本当は、抗体価（新型コロナウイルスに反応する抗体の量）を上げないほうがいいと思っていたのです。抗体は諸刃の剣だからです。でも、ワクチンを接種してしまったら、それからは常に中和抗体を維持してないと、ADE抗体が勝ってしまうかもしれない。中和抗体から逃れるウイルス変異は、これからも起こり得るわけです。そうしないと、ウイルスは生き残れないからです。でも、ADE抗体から逃れるウイルス変異なんて、まず起きないですよ。

スパイクタンパクをターゲットにしている時点で不自然

鳥集　感染しやすくなって、ウイルスにとって得だからということですか。

宮沢　そう。ですから、ADE抗体が優位になるのを修正するワクチンを追加で打たなければならないということになってしまいます。

その修正ワクチンにはmRNAやウイルスベクターは使わないほうがいいと私は考えています。CTLの記憶が成立しているわけだから、スパイクタンパクが発現した細胞はCTLの餌食になってしまうリスクがあるのです。私はそれを考えて、3回目は従来型のコンポーネントワクチン（組み換えタンパクワクチン）がよいと考えています。国内の大学と共同研究しているメーカーは、ADEを起こすスパイクタンパクの一部分を除いてくるはずです。２０２１年12月頃には3回目を打つ必要があるので、早期の実用化を目指さないといけない。しかし、どうやら間に合いそうもない。

そもそも、私たちのように以前からネコのコロナウイルスを知っている研究者は、ワクチンをつくるとしても、スパイクタンパクに対する抗体を誘導するワクチンは怖くてつくれません。どのようにして、ＡＤＥ抗体を誘導しないワクチンをつくるか、30年かけてもできなかったのです。

ところが、２００3年に北里大学獣医学部の宝達勉先生がウイルスのNタンパクという部分をターゲットにしたらうまくいった[*11]。感染を予防するのならスパイクタンパクのほうが理論的にはよいのですが、もし私がｍＲＮＡワクチンをつくるなら、絶対スパイクタンパクをターゲットにはしません。ワクチン自体は否定しませんが、私はこのワクチンに対しては、スパイクタンパクをターゲットにしている時点で、不自然だと思っています。

鳥集　ファイザー社のＣＥＯ（最高経営責任者）は3回目の接種が必要になるだろ

う以前から言っていました。

宮沢　ファイザーのＣＥＯ（アルバート・ブーラ氏）も獣医師ですから、最初からＡＤＥの可能性があることは、わかっていたと思います。確かに中和抗体を上げるだけならばファーストチョイスとしては、スパイクタンパクかもしれないけれど、ＡＤＥの可能性を知っていたら、怖くてスパイクタンパクのワクチンはつくれないですよ。

鳥集　ワクチンの開発に携わってきた人ならば、今、宮沢先生がおっしゃったような話は、常識的にわかっていたはずなのですね。

宮沢　そうなのです。わかっていたと思います。それなのに、なぜわざわざスパイクタンパクをターゲットにしたのか。悪意はないと思いたいのですが、いたちごっ

＊11　Tsutomu Hohdatsu 1 et al. (2003) Vaccine efficacy of a cell lysate with recombinant baculovirus-expressed feline infectious peritonitis (FIP) virus nucleocapsid protein against progression of FIP. Vet. Microbiol. 97(1-2): 31-44. (doi: 10.1016/j.vetmic.2003.09.016.)

こになることは想定していたと思います。

ワクチンが原因で他の感染症が増加した可能性

鳥集　もう一つ、宮沢先生はワクチンでコロナの免疫がつくと、コロナには強くなるかもしれないけれど、他の感染症には弱くなるかもしれないという話をされていましたね。

宮沢　それはあくまでも論理的にあり得るという推測の話です。イスラエルでワクチン接種後に、急に超過死亡が増えた理由を考えた時に、その一因にワクチンが原因で他の感染症が増加したのではないかと。CTLの総量というのはある程度決まっているはずです。そのなかでやりくりして、種々の異物に対応しています。

ワクチンを肯定する人は、「抗体だけでなく、細胞性免疫も誘導しているからいいんだ」と言うのですが、コロナがさほど流行っていない時に、CTLを強力に誘導してどうなるのだろうと思ったのです。

鳥集　つまり、軍隊をコロナウイルスばかりに動員しているようなものですね。

宮沢　そうなのです。免疫というのは、あれにもこれにもと、一斉に対応するのにもやはり限界があります。だから、私はそれを危惧して、帯状疱疹や単純ヘルペスの活性化が起きるのではないかとあらかじめ言っていたのです。私たちはすでにいろいろなウイルスに持続感染しています。ワクチン接種によって、たくさんのＣＴＬがスパイクタンパクに動員されて、神経節に潜伏していた水痘ウイルスや単純ヘルペスの活動を抑えきれなくなるのではないかと思ったのです。

がん細胞の増殖も免疫で抑えられている

鳥集　実際に、ワクチンの接種者と非接種者各群約88万4000人を比較したイスラエルの後ろ向きコホート研究で、心筋炎（3・24倍）、リンパ節腫脹（2・43倍）、虫垂炎（1・40倍）そして、帯状疱疹（1・43倍）のリスクが高くなっていたとの報告がありました。[*12] もしワクチンで免疫が下がるとしたら、免疫が抑制される治療を受けている人は心配でしょうね。

宮沢　そう、他にもいろいろな相談を受けるのです。がんの治療をしている人が、

「ワクチンを打ったほうがいいですか？」と。抗がん剤治療中、免疫が下がっているる時に打ったほうがいいのかどうか、私にはわからない。がんも免疫で抑えているところがあるので、ワクチンを打ったら、がん細胞がどうなるか。

鳥集　確かに、免疫チェックポイント阻害薬[*13]が効く人がいるということは、免疫によってがん細胞の増殖がかなり抑えられているということですよね。ワクチンを打ったら、ＣＴＬやＮＫ細胞[*14]が、がん細胞にまで手が回らなくなるかもしれない。

宮沢　がん細胞が免疫で抑えられているのは事実だと思います。はっきりとはわからないですが、仮説としては成り立つと思ってますが、難しい問題です。興味深いことにワクチンを接種すると自然免疫の反応性が下がるというプレプリント論文（査読前の論文）もあります[*15]。

これががん免疫に影響するかは疑問ですが、他の感染症に影響することはありそうです。

起こり得るリスクを周知させる重要性

鳥集　ワクチンを打ったことを後悔して、不安に思っている人がこの本を読んだら、卒倒するかもしれない。

宮沢　だから、あんまりこのことは言いたくないんですよ。このワクチンを打った

＊12　Noam Barda et al. Safety of the BNT162b2 mRNA Covid-19 vaccine in a nationwide setting, N Engl J Med 2021; 385:1078-1090

＊13　免疫チェックポイント阻害薬……がん細胞にはT細胞からの攻撃を逃れる受容体がある。免疫チェックポイント阻害薬は、その受容体をブロックすることで、T細胞ががん細胞を攻撃するように仕向ける薬。100％の効果があるわけではないが、一部に腫瘍が消失したり、大きくなったりせず、延命を果たす患者がいる。

＊14　NK細胞……ナチュラルキラー細胞（Natural Killer Cell）。全身をパトロールして、がん細胞や感染細胞を攻撃するリンパ球。マクロファージとともに自然免疫を担う。

＊15　F. Konstantin Föhse et al. (2021) The BNT162b2 mRNA vaccine against SARS-CoV-2 reprograms both adaptive and innate immune responses. medRxiv(doi: https://doi.org/10.1101/2021.05.03.21256520)

ら、逆効果になる可能性もあると昨年からずっと言っていたのですが、打った人からすると、こんな話を聞かされるのはすごく嫌なはずです。私も発信方法、表現の仕方をいつも悩んでいます。

鳥集　ネガティブなことも言わなければならないお立場のつらさをお察しいたします。でも本当は、こうしたあり得るリスクについても、広く接種を始める前に議論して、周知させておくべきですよね。

宮沢　私は今年の2月にワクチン接種が逆効果になる可能性と、それが冬に現れる可能性について、行政の関係者や政治家に進言しました。医療従事者が全員打ってしまうと、その一部にでもADEが出たら、急増する患者さんへの対応が困難になるかもしれないと危惧したからです。

私の考えが杞憂に終わるといいのですが、たとえ1%でもそのような可能性があれば、リスクヘッジしておくのが賢明ではありませんか。現実に起こってしまったら、被害が甚大なものになりかねない。

鳥集　医療従事者だけでなく、警察官、消防士、自衛隊といったエッセンシャルワーカーのみなさんも、そうすべきでしたよね。でも大半が打ってしまいました。

超強毒ウイルスが出現しても市中に蔓延する可能性は低い

宮沢　私は、逆効果の抗体があったとしても、日本人がもともともっているファクターX、それはたぶん、CTLとBCG[*16]による自然免疫の活性化ではないかと推測しているのですが、それでかなりプロテクションされるはずで、実はそこまで強くは心配していません。

鳥集　ワクチンの中和抗体価が下がって、感染が拡大するかもしれない冬を迎えたとしても、たくさんの人がバタバタと相次いで亡くなってしまうような、恐ろしいことは起こらないだろうと。

＊16　BCG……結核予防として行われるBCG接種を継続している国は、中止した国と比べて新型コロナの感染率・死亡率が低いという指摘が相次ぎ、医学研究や臨床試験が行われた。否定的な結果も多いが、BCGが自然免疫を高めているのではないかとみる研究者が多い。

宮沢 もちろん、ウイルスが変異する可能性はありますが、それが万が一とても強毒だったとしても、広がることはないと思います。発症した個体は、基本的に動き回ることができないですから。

もしかしたら、病院や高齢者施設で超強毒なウイルスが出現して、相次いで人が亡くなるようなことはあるのかもしれません。でも、そのような超強毒ウイルスが市中に蔓延する可能性は低いのではないでしょうか。ネコのコロナウイルスでも強毒型は発生しますが、多頭飼いしていると同居の他のネコには広がることはありますが、それが街のネコに広がるということはありません。人でも、超強毒の変異体が市中で爆発的に広がるという恐ろしいことにはならないと思います。

鳥集 それが医療崩壊のきっかけになったりしませんか。

宮沢 ADE抗体ができたとしても、ウイルスの流行はいつか終わります。それまでは、ワクチンを打った人も正しく感染対策を続けてほしいです。

接種証明書の導入で感染が拡大するおそれ

96

鳥集　あと一つ、うかがいたいことがあります。イスラエルやシンガポール、日本もそうかもしれませんが、ワクチンの接種率が高いのに、感染が拡大する現象が起きました。もっと言えば、ワクチン接種とともに陽性者数が増えていった、つまりワクチンが逆に感染拡大をブーストしているのではないかとさえ見える現象がありました。これについては、どのように思われますか。

宮沢　最初はＡＤＥも疑いましたが、ＣＤＣ（米国疾病予防管理センター）がワクチンを接種しても感染するし、同じ量のウイルスが出ると公表しました。このことから、スプレッダー（ウイルスを感染させる人）が増えてしまった可能性がないとは言えないと思います。接種した人が安心して飲み会に行って感染し、自分は発症しないから気付きにくく、感染を広げてしまうこともあるのではないでしょうか。

鳥集　メディアでは非接種者が感染を広げていると、逆のことが言われてきましたが、それならば接種証明に意味があるのかわからなくなってしまいます。

宮沢　米国のハワイでレストランやジムへの入店時に接種証明の提示を義務づけたにもかかわらず、7月、8月と感染の拡大が起こりました。この事例からは接種証明も逆効果になり得ることがわかると思います。

鳥集　接種証明の導入に私は反対です。先生は、日本は今後どのようにすべきとお考えですか。

宮沢　私は、日本での最も危機的な時期はすでに過ぎたと思っています。もともと英国と比べたら、日本は陽性者数も死者数も約20分の1でした。その状況下においてワクチンの感染予防効果がファイザー社の治験結果で当初示された95％だったとしても、英国人の接種率が１００％になったところで、日本に追いつくか追いつかないかくらいの話になります。多くの諸外国と日本は初めから状況が大きく異なるのです。

鳥集　これから日本でも3回目のブースター接種が進められると思いますが、そもそも要らないということはないでしょうか。

宮沢　私はワクチンを打ちたい人は、打ってもいいと思います。リスクとベネフィットをきちんと比較したうえで、個人個人がその判断をすべきだと思います。高齢者や肥満、糖尿病などの基礎疾患のある人ですね。それから病院関係者は、いろんな人に対応しなくてはいけないから、仕方がないのかもしれない。でも、それとても逆のリスクも考えられてしまう。

鳥集　医学生や看護学生は、打たないと実習させてくれないと聞きます。

宮沢　新型コロナウイルスのワクチンに関しては、職域接種についても強制されるものではありません。最初はいいかもしれないけれど、その効果や副反応についてわかっているのは現時点でのことだけであり、今後どうなるかは誰にもわかりませんから、そのことも考えて、自らの判断が尊重されるべきです。

とにかく、ウイルスと宿主の関係はとても複雑です。コロナウイルスといっても、ヒト（人間）に流行っているのは1種類だけではありません。風邪症候群を引き起こすコロナウイルスが4種類、他に中国では「腸コロナ」も見つかっていて、腸炎（下痢）を起こしています。

新型コロナだけの免疫をワクチンで国民全員につけてしまうリスク

鳥集　おなかの「腸」ですか？

宮沢　そうです。日本でも、コロナウイルスによる腸炎（下痢）は発生していると思いますよ。コロナは主に肺か腸が増殖部位になりますが、腸でコロナウイルスが増殖して病気を起こしたとしても、軽い下痢程度なら誰も研究しない。下痢便を電子顕微鏡で観察すると、コロナウイルスが見えることがあります。コロナウイルスは特徴的な形をしているのでわかるのです。それでも軽い下痢なんてほとんど研究の対象にはならないでしょう。

鳥集　研究対象にならないのは、ヒト（人間）が死なないからですか？

宮沢　ええ、よほどの下痢でない限り死ぬことはありません。しかし、交差免疫のことを考えると重要かもしれない。感染すれば免疫はつくわけですから。それで新型コロナウイルスに対して交差反応性があるCTLが誘導される可能性はあります。

私は人に感染するコロナウイルスが複数あるなかで、今回、新型コロナだけの単一の免疫をワクチンで国民全員につけてしまうのはどうなのかと、疑問に思っています。

鳥集　免疫に1対1で対応させるより、幅広く対応させたほうが、生体にとって有利ということでしょうか。

宮沢　コロナウイルスに感染して免疫が誘導されるわけですが、さまざまなコロナウイルスが人に感染していること自体が、リスクヘッジになる可能性はあると思います。ちょっと意外に思われるかもしれません。

たとえば、Ａというコロナウイルスに抗体をもっている人や、Ｂ、Ｃというコロナウイルスに抗体をもっている人が混在していると、たとえＡがＡＤＥを起こすような強毒ウイルスに変異したとしても、集団全体が被害に遭うことはなく、カタストロフィ（破滅的な状況）を避けることができます。ところが、１種類のウイルスに対してのみ、みんなに同一の抗体をつくってしまうと、ＡＤＥを起こす強毒の変異体が出たときに、それに対応できなくなって、人為的な大災害になりかねません。さまざまなコロナウイルスが人の世界で共存していることは、頭に入れて置いたほうがいいと思います。

ウイルスに感染しても発症しなければ病気ではない

鳥集　その集団として、大きな損害が出てしまうリスクがあり得るわけですね。

宮沢　それを回避するために、集団としてはいろいろな免疫をもっているほうが、このコロナウイルスに対しては得策ではないかと思うのです。一つのコロナウイルスに特化したワクチンでバランスを崩すようなことはしないほうがよいのではないかと。根拠が薄弱で申し訳ないのですが、私はそういうことも考えています。

鳥集　なるほど。そもそも生物というのは、人智の及ばない複雑系であって、だからこそ、医薬品だって必ずしも理論的に考えたとおりにはならないものなのに、ワクチン推進派の話を聞いていると、1対1対応で、非常に単線的な思考に感じます。

宮沢　私にはその対応がとても西洋的なものに見えていました。私は学生の頃から「病気とは？」と問われたときに、いつもまずネットワークみたいなものをイメージしていました。病気が何かって、明確に答えられない。ウイルスに感染しても、発症しなければ病気ではないのです。腫瘍が体にあっても、悪さをしないタイプであれば病気とは言わない。

鳥集　そうですね。前立腺がん等で見られるものに、「潜在がん」といって、死ぬまで悪さをしないがんもあります。前立腺がん以外での要因で亡くなった男性を調べると、およそ3割に見つかるともいわれています。

宮沢　私は軟式テニスのボールみたいに、ラケットに打たれた部分がへこんで、元に戻らないのが病気だとイメージしているんです。へこんでたのがパッと戻るんだったら、健康ということでいいじゃないですか。それは日本人の感覚にも合うと思うんですよ。

鳥集　東洋的な感じもしますね。

宮沢　東洋的です。ところが欧米的思考って、ああなってこうなって、こうなってああなってみたいな、全部リニア（直線的）なんです。

鳥集　ワクチンに限らず、今回のコロナ政策全体が直線的思考だと思います。人流を抑制して、遅くまで飲むのをやめさせれば感染拡大が抑えられるはずだというような。過剰な自粛で経済的に追い詰められる人が増え、自殺者を増やすかもしれないといった、他に与える影響をまるで考えないで、とにかく感染だけを抑え込もうとする。

宮沢　私たち生物学者はもっと全体を考えます。そのイメージの違いなのかな。単純化して考えてはいけないのではないかと常々思っています。何かを一つ動かせば、他にも影響が及ぶように、コロナ対策においても同じことだと私は思うのです。

みやざわ・たかゆき●京都大学ウイルス・再生医科学研究所准教授。1964年、東京都中野区生まれ、兵庫県西宮市出身。東京大学農学部畜産獣医学科にて獣医師免許を取得後、同大学院で動物由来ウイルスを研究。東大初の飛び級で博士号を取得。大阪大学微生物研究所エマージング感染症研究センター助手、帯広畜産大学畜産学部獣医学科助教授などを経て現職。2020年、新型コロナウイルス感染症の蔓延に対し、ウイルス量を100分の1に減らせば感染リスクを抑えられるとする「1／100作戦」や、感染のしやすさが一様でないことに着目し、感染しやすい人が一通り感染すれば自然に感染が収束するという「目玉焼き理論」を提唱して注目を浴びる。2021年4月に出版した『京大 おどろきのウイルス学講義』（PHP新書）が7万部を超えるベストセラーに。

第三章

ワクチン接種後死亡の報告を事実上、止められた

いしいじんぺい（医師、救急病院勤務）

「ワクチン接種後死亡の報告を事実上、止められた」――いしいじんぺい医師は衝撃の告白をする。国が公表しているワクチン接種後の死亡や重篤事例は「氷山の一角」と指摘されてきたが、いしい医師の証言は、まさにそれを裏付ける一例と言えるだろう。高熱が出るほどの副反応や、死ぬリスクもあり得るワクチンを、なぜ人々は先を争って打とうとするのか。その深層心理には、生物が宿命的に持つ「死へ向かう本能」があると、いしい医師は考察する。

接種後に死亡した70代の男性

鳥集　いしい先生にお目にかかりたかったのは、お勤めの救急病院でワクチン接種後に死亡した患者さんを診たとツイートされていたことが一つの大きな理由です。プライバシーの問題もありますので、公にしていい範囲でお話しいただけますか。

いしい　はい。今年（２０２１年）の６月に70代の男性が昼間に集団接種会場で１回目の接種を受けた日の夜、テレビを見ている間に呼吸が止まっているのをご家族が発見したということでした。

鳥集　その患者さんは、いしい先生がずっと診てきた患者さんですか？

いしい　初めての方です。心肺停止状態で私の勤める病院に救急搬送されました。すでに亡くなってから時間が経っており、救命しようがなかったので、私は死亡確認だけを行いました。

鳥集　この場合、死因が不明なため、警察署に届け出なくてはいけない「異常死」に当たると思うのですが、検死されたんでしょうか。

いしい　はい。警察が検死した後、大学病院で解剖されました。解剖後の診断は「致死性不整脈」とのことでした。しかし、すでに止まっていた心臓なのですから、解剖で不整脈だったかどうかなんてわかるはずがありません。不整脈という死因をつけて、「ワクチンとは関係ない」とされてしまったわけです。

鳥集　解剖されたのなら、心臓に異常な所見が見つかった可能性もあると思いますが、いしい先生のところには、そのような情報は伝わってこなかったんですか。

いしい　解剖で心筋の一部が壊死しているとか、冠動脈が詰まっていたとか、明らかな所見があれば、心筋炎とか心筋梗塞とするはずなので、そういう所見が何もなかったということでしょう。

鳥集　致死性不整脈というのは、つまり外見上は何もわからなかったということなんですね。

いしい　おそらくそうでしょう。心筋炎だったとしても、ごく初期であれば解剖してもわからないと思います。

鳥集　心筋炎でもわからないものなんですか。心筋が炎症を起こした痕があれば、見た目でわかるような気もしますが。

いしい　初期の突然死の場合はわからないと思います。しばらく炎症が起こって、心筋がただれてしまったらわかると思いますが、今回は急に止まったわけですから。
　ワクチンのｍＲＮＡやスパイクタンパクといった、なんらかの物質が蓄積していた可能性はあると思います。しかし、それは特殊な検査をしなければ、普通に解剖しただけではわかりません。では、ｍＲＮＡやスパイクタンパクを検出できるような特殊な検査法を試したかというと、まずしていないと思われます。

副反応疑いを報告も当局から「圧力」

鳥集　いしい先生はこの患者さんを診たときに、これはワクチンが原因だと確信したんですか？
いしい　確信とまでは言いませんが、強く疑わざるを得ませんでした。海外でもそういう事例が多数報告されており、他に死因につながるものが何もありませんから。
鳥集　その方はきっと、その日に自分の足か車で会場に行かれたんでしょう。それに、大した持病もなかったんですよね。そうでないと集団接種会場ではワクチンを打たないでしょうから。

いしい　その方は心臓の持病はあったのですが、急死するような状態ではありませんでした。ですから、少なくともワクチンによる副反応を疑って、厚生労働省に報告しなければなりません。

鳥集　それで、いしい先生が厚労省に報告したんですか？

いしい　副反応疑いを報告するのは、予防接種法で定められた医師の義務です。だから私は報告しました。そうしたら当局から病院に「ワクチンとは断定できないのに報告した医師がいる」と問題にされて、病院から「以後、報告するときは許可を取ってください」と言われてしまったのです。事実上、報告するなということです。

鳥集　え！　そんなことが、実際にあったんですか？　ということは、厚労省の接種後死亡の報告書には、その事例は載ってないんですか？

いしい　後から載ったかもしれませんが、私が確認した時には載っていませんでした。本来は解剖した医師が報告すべきなのです。しかし、「致死性不整脈だからワクチンとは関係ない」とされて、その医師は報告しなかったわけです。それなら副反応を疑った私には、法律上報告する義務が発生します。それで報告したのですが、問題にされてしまった。

鳥集　すごくショッキングな話です。ツイッターでは、某地方の医師会が「厚労省に報告するな」というお触れを出しているといった、真偽不明の情報も回ってきましたが、そうしたことが実際にあり得るかもしれませんね。

いしい　そうかもしれません。しかし、逆に医師たちに「報告するな」という圧力がかかっている可能性があるかもしれないのに、1200例を超える接種後死亡報告や2万5000を超す副反応報告が上がっていて、しかも細かい状況まで書かれている。「ちゃんと報告している医師がこれだけいる」ということに、私はむしろ希望を感じます。

鳥集　なるほど。圧力に屈しない医師がいるという。

いしい　そういう圧力がありながらも、これだけ細かく報告してくれる医師がまだ日本にはいるのです。それに比べて私は、圧力に屈して報告しなくなってしまった。私が書いても上のほうで書き直すらしいので、それでは「書いても意味ないな」ということになりました。だから患者さんに「後で補償を受けるためにも、病院に報告を要求してください」と言っています。患者さんから要求されれば、さすがに報告しないわけにはいきませんから。

鳥集　いずれにせよ、そういうご経験から考えても、国に報告されている副反応疑いの報告は「氷山の一角」だと言わざるを得ないですよね。

いしい　そうですね。私も副反応らしきものはたくさん見ていますが、報告書を書いたのは、そのうち亡くなった2例だけです。

横紋筋融解症と肝障害となった15歳の少女

鳥集　もう1名、亡くなった方を診ているんですね。どういう状況だったんですか。

いしい　高齢者施設に入居している男性の方で、接種から数日後の夜中、部屋から叫び声が聞こえて、職員が行くともう心臓が止まっていたそうです。

鳥集　それは1回目の接種の後ですか？

いしい　その方は2回目でした。救急搬送され、警察の検死を受けましたが、接種から数日経過していたので解剖には回されず、私が死亡診断書を書きました。そして、それはまだ報告を問題にされる前でしたので、副反応疑いとして報告しました。

鳥集　もう一つショッキングだったのが、いしい先生が8月にツイートされている15歳の少女の例です。

いしい　はい。1回目の接種の後、嘔吐が止まらないと言って、夜中に救急外来に来ました。打った直後から吐き気が始まって、家でゲーゲーしながら我慢していたそうです。血液検査をしたら、横紋筋融解症といって筋肉が壊れている所見と、肝障害の所見がありました。

鳥集　その子は回復したんですか。

いしい　吐き気は止まりました。家に帰って、その後どうなったかはわかりません。

鳥集　横紋筋融解症とか肝障害と聞くと結構重いように感じますが。

いしい　程度によります。横紋筋融解症とか肝障害は、実は薬の副作用としてよくあるのです。

鳥集　確かに、中高年がよく飲んでいるスタチン（コレステロール値を下げる薬）

で、横紋筋融解症の副作用はよく聞きます。その女の子も命にかかわるほどではなかった。

いしい それはわかりません。横紋筋融解症や肝障害というのは、あくまでその時の検査値の話ですから。朝亡くなっているのが見つかった20代ナースの例なども報告されています。親にも「未知の新薬ですから、今後何が起こるかはなんとも言えません」と説明せざるを得ませんでした。

鳥集 いずれにせよ、これも接種直後の話ですから、当然、いしい先生はワクチンを疑った。

いしい そうです。

ワクチン接種開始後の「異変」

鳥集 他にも、救急外来には、ワクチンの副反応と疑われる患者さんがたくさん来ているんですか?

いしい 実は今、救急外来を受診する患者のほとんどが、ワクチンを打った人です。

高齢者はまずほとんど打ってますし、中年の方も打っています。最近は若者も打っていますね。若者はもともとあまり救急外来に来ませんが、近ごろ来る人は大抵打った人です。症状は発熱、頭痛、めまい、不正出血、経験したことのない激烈な生理痛など、さまざまです。

鳥集　それが全部、ワクチンが原因とは言えないかもしれませんが、ただ、報告されている接種後死亡事例の死因は、虚血性心疾患や出血性脳卒中といった、血管系の病気が上位に[*1]あがっています。だとすると、そうした病気で救急に運ばれる患者が増えていてもおかしくないと思うんですが、いしい先生の病院はどうですか？

いしい　心筋梗塞や大動脈解離は一般的には男性に、そして冬に多いのですが、この夏以降、女性の心筋梗塞や大動脈解離を診ました。また、打ってから具合が悪くなった、ひどい肺炎を起こしたという人や、食べられなくなってずっと入退院を繰り返している人、若い人でギランバレー症候群（27ページ参照）のような、手足がしびれると訴える人などを診ました。

鳥集　そういう患者が、明らかにワクチン接種が始まってから増えていると。

いしい　個人の経験だけで「増えた」とは言えませんが、事実、そのような人がいるということです。ただ、救急車の出動件数が増えているとか[*2]、循環器内科が特需で潤ってるといった噂はありますね。

鳥集　私もそういう投稿をツイッターで見たことがあります。本当かどうかはわかりませんが。ところで、いしい先生はブログに「私がコロナ『ワクチン』を打たな

＊1　血管系の病気が上位に……ファイザー製ワクチンの接種後死亡の死因として報告されているのは、多い順に、虚血性心疾患104例（うち65歳未満9例）、心不全101例（同8例）、肺炎89例（同1例）、出血性脳卒中82例（同18例）、大動脈疾患54例（同5例）、虚血性脳卒中50例（同5例）、敗血症30例（同1例）、老衰29例（同0例）、不整脈28例（同9例）、窒息20例（同2例）、呼吸不全20例（同1例）など（第69回厚労省ワクチン分科会・副反応検討部会「副反応疑い報告の状況について」2021年10月1日／資料2－7－1より）

＊2　救急車の出動件数が増えている……ツイッターでは、ワクチン接種が始まってから、救急車のサイレンの音をよく聞くようになったという投稿が多い。東京消防庁の統計（「災害・救急情報」令和3年10月8日更新）によると、東京都の救急件数は10月7日までの累計で55万9979件で、対前年比8602件増（1・53％増）。この増加がワクチン接種の影響によるものかどうかは不明。

い3つの理由」（2021年2月16日）という記事を書いていますが、最初からこのワクチンの安全性を疑っていたんですね。

ワクチンのことしか言わないのはおかしいいしい　そもそも私は昨年（2020年）2月から「コロナはいい奴だ」と言ってきました。いい奴なのですから、ワクチンを打つ意味がないわけです。なぜなら昨年、コロナが流行した結果、日本では1年間で8000人以上死ぬ人が減ったからです。[*3]

感染対策もPCR検査も始まる前、2019年12月ごろからインフルエンザ陰性の、咳が長引く風邪が流行ってインフルエンザが激減しました。病態からもCT画像からも、私はそれがいわゆる新型コロナだったと考えています。インフルエンザが全滅に近いほど減るためには、ほとんどの日本人でウイルス干渉[*4]が起こらなくてはなりません。つまり、ほとんどの日本人は武漢のアウトブレイクより前にコロナ感染を終えていたことになります。

ワクチンとはそもそも、天然痘やエボラ出血熱のように致死率が高く、しかもワクチン以外に治療法がない病気に対して使うものです。コロナはどちらでもありません。多くが無症状から軽症で、何も治療しなくてもほとんどの人は死なない。しかも、ビタミンDでかなり予防できます。スペインで行われたビタミンDのランダム化比較試験[*5]で、ビタミンD投与群は98％重症化しなかった（96％減）などの強い

＊3　8000人以上死ぬ人が減った……2021年9月1日に公表された厚労省の「人口動態統計」確定値によると、昨年（2020年）の死者数は137万2755人で、11年ぶりに減少していた。死亡の減少数は全体で8338人となり、最も減少数が多かったのは肺炎（1万7068人減）で、脳血管疾患（3574人減）、心疾患（2118人減）、不慮の事故（1051人減）が続いた。新型コロナウイルス感染症による死亡数は3466人で、死亡総数に占める割合は0・3％だった（「2020年の人口動態統計（確定数）が公表　コロナ禍でも死亡数は11年ぶりに減少　COVID-19による死亡数は3466人で熱中症の約2倍」日経メディカル2021年9月13日より抜粋）。

＊4　ウイルス干渉……一つのウイルスが大流行していると、他のウイルスが感染しづらくなるという現象。

エビデンスもある。

コロナ死亡率はビタミンD血中濃度と逆相関し、理論上、ビタミンD血中濃度50ng／㎖で死亡率0に近づくというシステマティックレビュー&メタアナリシス[*6]も報告されています。

最近はイベルメクチンが効くといわれています。乱用すると耐性ウイルスができたり、副作用の問題も出てくるおそれがあるので、私はあまりイベルメクチンを推奨しませんが、いずれにせよ、あらゆる他のリスクもコストも低い予防法や治療法を無視して、ワクチンのことしか言わないのはおかしい。

「接種者は平均2年で死亡する」——ファイザー社・元幹部の警告

鳥集　そうですね。おっしゃるとおりで、コロナのリスクを冷静に見れば、そこまで恐れる必要はないのに、なぜこのワクチンをこんなに急いで打つ必要があるのかと私も思います。先に接種を始めたイスラエルや英米など諸外国の情報を見ても、安全性や有効性に疑問符のつくデータが多いです。改めて、いしい先生なりの、このワクチンのおかしさや危険性を話していただけますか。

いしい　正直、私は、これは人口削減のための虐殺だと考えています。ファイザー

＊5　ビタミンDのランダム化比較試験……76人の患者を、ヒドロキシクロロキンおよびアジスロマイシン等の治療に加え、カルシフェジオール（ビタミンD誘導体）投与群50人と非投与群26人に無作為に割り付けて実施。その結果、カルシフェジオール投与群では50人のうち1人（2％）がＩＣＵ入院となり、死亡0だったのに対し、非投与群では26人中13人（50％）がＩＣＵ入院となり、2人が死亡した（P<0.001）。
Marta Entrenas Castillo et al. Effect of calcifediol treatment and best available therapy versus best available therapy on intensive care unit admission and mortality among patients hospitalized for COVID-19: A pilot randomized clinical study, J Steroid Biochem Mol Biol. 2020 Oct; 203: 105751.

＊6　Lorenz Borsche,Bernd Glauner and Julian von Mendel.COVID-19 Mortality Risk Correlates Inversely with Vitamin D3 Status, and a Mortality Rate Close to Zero Could Theoretically Be Achieved at 50 ng/mL 25(OH)D3: Results of a Systematic Review and Meta-Analysis,Nutrients 2021, 13(10), 3596

社の元副社長職（ヴァイス・プレジデント）に就いていたマイケル・イードン博士[*7]が、ワクチン接種は意図的な「大量人口削減計画」の一部で、「接種者は平均2年で死亡する」と警告しました。

鳥集　イードン博士は根拠のない主張をバラまいたと批判されています。2年後に接種者の大半が生き残っている可能性も十分にある。

いしい　もちろん、その可能性もあります。真偽はわかりません。ただ、イードン博士が地位も莫大な経済的利益も投げ打ってそんなことを言う理由は何でしょうか？　また事実、接種開始以降、多くの国で死者の大幅増加が続いています。ただ仮にイードン博士の警告が本当だとしても、5分の1ぐらいはプラセボ[*8]だといわれています。mRNAワクチンを接種する人口が最終的に50億人だとすると、死亡するのは40億人くらいかもしれません。

鳥集　ワクチン接種を強力に推し進めているビル・ゲイツ氏が人口削減を計画している[*9]という話もよくあって、それをそのまま書くと「陰謀論を書いている」「トンデモ本だ」とレッテルを貼られかねないので、そのようなことにはできるだけ触れ

＊7　マイケル・イードン博士……イギリスの薬理学者。2020年末、イードン博士は欧米医薬品庁（EMA）に、コロナワクチンに反対する請願書を提出。その中でこのワクチンが「不妊症を引き起こす危険性がある」と主張。また、ワクチン接種は意図的な「大量人口削減計画」の一部であると主張し、「接種者は平均2年、長くて3年で死亡する」と告発する動画がツイッターなどで拡散された。国内外のメディアは、イードン博士の主張や告発を「根拠のない主張を広めた」と、強く批判している。

＊8　5分の1ぐらいはプラセボ……ファイザー製やモデルナ製のコロナワクチンはまだ治験中であり、国内外で使われているワクチンの中には、安全性や有効性を検証する比較対照とするためのプラセボ（主成分が入っていない偽薬）が一部に混在しているのではないか、という噂が出回っている。真偽は不明。

＊9　ビル・ゲイツ氏が人口削減を計画している……マイクロソフトの創業者で世界有数の大富豪であるビル・ゲイツ氏は、元妻のメリンダ・ゲイツ氏とともに慈善団体「ビル＆メリンダ・ゲイツ財団」を設立。WHOや製薬会社に資金提供を行い、コロナ流行以前からさまざまな感染症に対するワクチン開発や普及を支援してきた。これに関連して、ゲイツ氏が講演で「新ワクチンや保健医療、生殖関連で十分な成果を収めれば、（世界の人口を）おそらく10〜15％抑えることができる」（動画講演配信サイトTED　2010年2月）と語っていたことから、ワクチンが人口削減計画に利用されているとの噂がSNSでささやかれるようになった。国内外のメディアは「陰謀論」として批判している。

ずに議論を進めていきたいのですが、とはいえ、本気で人口削減しようとしてるんじゃないかと思いたくなるような状況があるのも事実です。

ワクチン接種後のほうがコロナ感染死者数は増加

いしい　現実に、昨年より今年のほうが感染者は増え、コロナによる死亡者も大幅に増えています。去年の今頃の時期と接種開始後の今年の夏を比べると、コロナ死者数は一日当たり5倍以上です。

鳥集　コロナ感染で亡くなる人が、ワクチン接種が始まってからのほうが、増えているということですね。

いしい　そうです。それから、超過死亡（63ページ参照）も出ています。人口動態調査で、過去10年間の平均と比べて、今年の5月だけで1万1000人も死者が増えている。東日本大震災で亡くなったぐらいの人数が、接種開始以降、毎月亡くなっているのです。その原因がワクチン以外にあるでしょうか？　よくデルタ変異（メディアでは「デルタ株」と呼ばれるが変異と株は別物）のせいにされますが、デルタ変異を持つコロナウイルスの感染力・重症化率・致死率はデルタ変異のないコロナウイルスと変わらないと報告されています。[*10]

鳥集　どうして、超過死亡が出たのはワクチンによるものだと思うのですか。

いしい　ワクチンそのものの後遺症で接種者が亡くなっているということもありますが、接種者がウイルスを増やしているということが大きいと考えています。

オックスフォード大学の臨床研究グループがベトナムでワクチンを2回接種したのに感染した医療従事者62人を調べた報告のプレプリント（査読前の論文）が『ランセット』から出ており、被験者のウイルス価は、前年同時期（2020年3月〜4月）に観察されたウイルス価より251倍も高かったと報告されています。[*11]ということは、接種後に感染が判明した人は、以前より251倍もの量のウイルスを出

*10　Chihiro Tani-Sassa et al. Viral loads and profile of the patients infected with SARS-CoV-2 Delta, Alpha or R.1 variants in Tokyo https://www.medrxiv.org/content/10.1101/2021.09.21.21263879v1

していることになります。ウイルスの変異によっては差がなく、ワクチンが始まる前と後では大きな差がある。ならばワクチンが原因である可能性が高いでしょう。
　私はスパイスに例えているのですが、ちょっと入れたらおいしい唐辛子でも、251倍もかけたら食べられないでしょう？　コロナ自体は非常にやさしいウイルスでも、それをワクチンが大量発生させているから接種開始後に大幅に感染者が増え、死者も増えたと考えられるのです。
鳥集　ワクチン推進派の医師やメディアは、しきりに未接種者が感染を広げている、だからワクチンを接種するべきだと広めていましたが、実態は接種者が感染を広げていると。
いしい　実際には集団接種会場となっていた沖縄県の病院で71人が死亡した集団感染[*12]のように、ワクチン接種者もたくさん亡くなっています。それでもマスコミは俳優の千葉真一さんや落語家の三遊亭多歌介さんなど、ワクチンを打っていない有名人が相次いで亡くなったというニュースを流します。ただ、私のまわりでも接種開始以降、打ってない人が亡くなったという話を聞くようになりました。それは接種開始まではウイルスの濃さ・ウイルス量が違うからでしょう。今まで美味しかった七味唐辛子も、251倍の量が入っているわけですから、それまでの、エビデンスが乏しく誰も有効性を実感できないような感染対策では危険なのです。

なぜワクチンを打つとウイルスの量が増えるのか?

鳥集　どうしてワクチンを打つと251倍もの量のウイルスを排出するようになってしまうのでしょうか。

いしい　ワクチンの正確な中身が不明なのでわかりませんが、一つにはウイルスの

＊11　Transmission of SARS-CoV-2 Delta Variant Among Vaccinated Healthcare Workers, Vietnam,Posted: 11 Oct 2021

＊12　沖縄県の病院で71人が死亡した……2021年8月、沖縄県うるま市の老年精神科病院「うるま記念病院」で新型コロナウイルスのクラスター（感染者集団）が発生。入院患者や職員など計200人が感染し、9月15日、累計71人が亡くなったと公表された。

設計図である遺伝子自体を注入していること。もう一つはそれによって免疫システムが破壊されることで、ウイルスを体内で増やしてしまうのではないでしょうか。ワクチンを打った人たちに、帯状疱疹のような免疫が低下した人に起こる病気が増えていると報告されています。

実は、ワクチンを打つと、かえって他の病気が増えるという現象は、目新しいことではないのです。西アフリカのギニアビサウという国で25年間働いてきたクリスティン・スタベル・ベン博士が、「ワクチンが免疫システムを鍛える誰も期待しなかった方法」という講演をしています（動画講演配信サイトTED　2019年6月）。彼女たちは、ギニアビサウの人々20万人を追跡する研究を行っているのですが、それによってポリオの生ワクチンを投与された新生児の死亡率が3分の1に減ることが明らかになった。と同時に、ジフテリア・破傷風・百日咳の三種混合の不活化ワクチンを接種した子どもの死亡リスクは、接種しなかった子どもの5倍も高かったと報告しています。

つまり、本物のウイルスや生ワクチンなら、さまざまな感染症に対抗できる非特異的な免疫が訓練されて、ポリオ以外のさまざまな感染症に強くなる。しかし、人工的な不活化ワクチンは特定のウイルスに対抗する特異的な免疫は強化するかもしれませんが、免疫システムを破壊してしまって他の感染症を増やしてしまうと考えられるのです。

コロナワクチンに関しては、そもそも従来のワクチンの定義から外れます。mRNAワクチンを、私は「ドクチン」と呼んでいます。ワクチンではなく、ウイルスを増やすまがい物なのです。

ワクチンが免疫システムを崩壊させる——いしい氏の仮説

鳥集　mRNAワクチンは、どうして免疫システムを崩壊させてしまうのだとお考えですか。

いしい　これは、私の仮説ですが、おそらく、ビタミンDを使えなくするようなことが起こっているのではないかと考えます。たとえば、ビタミンDは細胞が「抗微生物ペプチド」という、細菌やウイルスを攻撃するミサイルのような物質をつくるために必要です。魚でもなんでも、生きている生き物は腐らない。死んだら腐る。これは生きている細胞が「抗微生物ペプチド」を出しているからです。細胞生物にとってこれはとても基本的で重要な、まさに自然免疫なのです。

一種類の病原体ごとに変えなくてはならない鍵のような抗体と違って、「抗微生物ペプチド」ミサイルは多くの種類の病原体に有効です。その大切なミサイルの工場兼発射台は、ACE2受容体と言います。本来、アミノ酸のトリプトファンやビタミンB群のナイアシンがACE2受容体にくっついて、さらにビタミンDが作用することでミサイルがつくられ、細胞は自然免疫を発揮するのです。

ところが、ワクチンに含まれる遺伝子がつくるコロナウイルスのスパイクタンパクが突き刺さるのも、このACE2受容体なのです。mRNAワクチンによってつくられたスパイクタンパクがACE2に突き刺さってしまうことで、ビタミンDが「抗微生物ペプチド」をつくらせることができなくなるのではないかと考えられます。言うなれば、自分の細胞の中で敵をつくって、本来、敵を倒すはずのミサイル工場を自分がつくった敵に占拠させてしまうようなものです。

血中ビタミンD濃度が高い人はコロナに感染しにくい

鳥集　本書に登場する京都大学准教授の宮沢孝幸先生は、CTL（細胞傷害性T細胞）がmRNAワクチンによって誘導され、コロナウイルスばかりに対応するようになってしまうことで、他のウイルスを抑えきれなくなるのではないかと話していました。それによって、帯状疱疹が増えることがあり得るという話です。いずれにせよ、さまざまなメカニズムは考えられますが、ワクチンによって特異的な免疫は強化されるけれど、非特異的な免疫が抑制されてしまうのではないかということですね。

いしい　そうですね。実は、コロナワクチンを多くの国民に打ったにもかかわらず、超過死亡が出ていない国があるのです。それは、ノルウェーとスウェーデンです。北欧の国々はもともとビタミンDのサプリメントが普及しています。血中のビタミンD濃度が高い人は、コロナに感染しにくく、死亡率も低いという研究結果がいくつも出ています*13。

鳥集　確かに、コロナ予防にビタミンDが大切だということは、昨年のうちから私も聞いていました。

いしい　なので、ビタミンDを常々補っている北欧の国々が、ウイルスに対してもワクチンに対しても比較的強いのではないかと私は考えています。

鳥集　あくまで、「そうではないか」という仮説ですよね。

いしい　私はあまり「なぜ？」という理屈は考えないのです。それよりも「今何ができるか？」を考えます。血中のビタミンD濃度が下がっていると、コロナにかかりやすく、重症化しやすいという研究が多数あるのは事実です。血中のビタミンD濃度を上げるには、日光に当たればタダだし、サプリも3000円ぐらいで1年分買えるんです。こんなに安上がりなのに、なんでやらないの？　と思います。

鳥集　だいたいステイホームなんかしてたら、余計に日光に当たらなくなりますよね。

いしい　はい。ただ、自分ができないことを言ったり、人を責めたりしても自分の健康は守れません。医師会が悪いとか、厚労省が悪いとか言っても、そうした組織を個人が変えることはできないのですから、人を責めている暇があったら「自分自身で体にいいことをやりましょう」と言いたいのです。自分の命を守るのに、今できることは何なのかと言えば、その一つがビタミンDを摂ることです。私は昨年の1月からずっとそれを言ってきました。

ビタミンDと味噌汁

鳥集　とはいっても、ビタミンDサプリの過剰摂取は、カルシウムの吸収量が増えることによる高カルシウム血症に注意が必要ですよね。

いしい　日本人の9割がビタミンD不足または欠乏なのに過剰を心配するのは、貧乏で電気を止められているのに「今日は稼ぎすぎではないか？」と心配するような

＊13　ビタミンDとコロナ……ヨーロッパ20カ国の血中ビタミンD濃度の平均と、コロナ感染者数および死亡率を調べたところ、負の相関（ビタミンD濃度が高いほど、感染者数と死亡率が減る）が見られたとする研究の他、ビタミンDがコロナ予防に有効であることを示唆する複数の研究がある。Petre Cristian Ilie , Simina Stefanescu , Lee Smith ;The role of vitamin D in the prevention of coronavirus disease 2019 infection and mortality, Aging Clin Exp Res. 2020 Jul;32(7):1195-1198.ほか。

ものです。高カルシウム血症になるのは、主に牛乳を飲んでカルシウムを摂りすぎるからです。牛乳はカルシウムとマグネシウムの比率が11対1。カルシウムが多すぎてバランスが悪い。それをビタミンDと併用するからいけないのです。だから私は「ビタミンDと味噌汁」を勧めています。味噌や大豆には、マグネシウムが多い。ビタミンDは、マグネシウムがないと吸収できませんし、活性化できないのです。

鳥集　それで、いしい先生は味噌汁を飲めとブログに書いているんですね。

いしい　そうです。それに、ビタミンDが吸収されるには腸内細菌も重要です。発酵食品である味噌は、腸内細菌のバランスも整えます。大豆にはトリプトファンも多く、トリプトファンは腸内細菌によってナイアシンに変わるので「抗微生物ペプチド」をつくる材料になります。出汁や具材からは亜鉛やフコイダン[*14]も摂れる。味噌汁はすごいのです。

鳥集　腸内細菌の助けがないと、ビタミンDって吸収できないんですか。

いしい　乳酸菌の助けがないとビタミンDの吸収効率が悪くなるのです。一番有名なのがラクトバチルスロイテリという乳酸菌の一種で、これを毎日摂取することで、血中のビタミンDが25％も増加したという研究があります。腸内細菌のバランスが悪いと、サプリを摂ってもビタミンDの吸収が悪くなる。だから、味噌汁などの発酵食品で、いい働きをする腸内細菌を増やすことが大切なのです。

医者は「病気」がないと稼げない

鳥集　要するに、コロナが怖いんだったらワクチンを打つよりも、日光に当たる、ビタミンDを摂る、味噌汁も食べて腸内細菌のバランスを整える、といったことをしたほうが、よっぽど体にいいということですね。ワクチンみたいに副反応の心配もほとんどないわけですから。

いしい　そうです。私は「志本主義」（こころざしのしほんしゅぎ）という考え方を提唱しています。簡単に言うと人は何を志しているかで考えることや行動が決まるということです。医者も患者もそうです。

＊14　フコイダン……コンブやモズクなどに含まれるぬめり成分で、免疫機能を高めるといわれている。

コロナでお金を稼ごうと思っている人たちは、コロナ騒ぎを終わらせる方法なんて絶対に勧めないし、もっと怖がらせる情報を広めます。マスコミのスポンサーも学会や大学のスポンサーも製薬会社で、医師たちはワクチンを接種すればするほどアルバイト代やボーナスがどんどん入ってくる。しかも、ワクチン接種で稼いだ分は、課税上の優遇措置も受けられる。[*15] そんなおいしい話はない。だから志がお金にある人はコロナが解決してもらっては困るのです。

これはコロナに限りません。医療のかなりの部分がそうです。医者は患者が来ないと稼ぐことができません。だから「病気」が必要なのです。

「問題解決型ビジネス」は問題を必要とします。実際に問題が解決してしまってはビジネスが終了してしまうので、「問題の拡大再生産」がビジネス継続の基本になるのです。

鳥集　問題解決型のビジネスというのは、たとえば不安を煽ることで問題を発生させて、それを解決できますよと訴求することで、稼ごうとする方法のことですよね。

いしい　はい、他のビジネスでもそうです。むかし（2001年ごろ）、家電メーカーの三洋電機が超音波と電解水で汚れを落とす「洗剤の要らない洗濯機」を発売した。そしたら、洗剤メーカーの団体がテストをして、「汚れは落ちない」という結果を出した。これに対して三洋電機も反論したりして、最終的に国民生活センターが「洗剤は必要」という裁定を下したわけですが、結局、三洋電機は会社ごとなくなってしまった。

鳥集　医療もそうですね。病気をつくらなければ、患者が来ないし、薬も売れない。たとえば高血圧や脂質異常症といった病気も、正常の基準値を厳しくすることによって、薬の服用者を増やしていると指摘されてきました。

＊15　課税上の優遇措置も受けられる……厚生労働省ホームページ「新型コロナウイルスワクチン接種業務に従事する医療職の被扶養者の収入確認の特例について」には、次のように記載されている（2021年10月12日閲覧）。「本年の新型コロナウイルスワクチン接種業務については、例年にない対応として、期間限定的に行われるものであり、また、特にワクチン接種業務に従事する医療職の確保が喫緊の課題となっているという特別の事情を踏まえ、医療職がワクチン接種業務に従事したことによる給与収入については、被扶養者の収入確認の際には年間収入に算定しない」

その基準値を定める学会の幹部の医師たち（主に医学部教授）には、製薬会社から莫大な資金提供がされてきた歴史もあります。コロナの不安を煽ればワクチンを打つ人が増えますし、ワクチンで後遺症を抱える人が増えれば、その治療でさらに儲かるという話にもなる。いしい先生は、そういう医療の矛盾に、どうやって気づいたんですか？

ガイドライン至上主義で思考停止の医師たち

いしい　私は研修医の時から、ずっとおかしいと思っていました。たとえば、難しい病態の患者さんがいたら、どうやれば治せるのか、当然調べますよね。当時まだインターネットが始まったばかりでしたが、難しい病態だったとしても真剣に調べれば、どうすればよりよい治療ができるかという情報が山のように見つかりました。

ところが、他の医者はあまり調べようとせず、ガイドラインに載っていることしかしないのです。それで、私が情報を調べてガイドラインにない方法で救けたら、怒られるわけです。「お前、何変なことやってるんだ。そんなやり方で患者が救かると思ってるのか」って。で、実際に救けたら、それでもまた怒られる。

鳥集　具体的には、どういうことがあったんですか。

いしい　たとえば、拒食症の女性でこんなことがありました。医学的には「神経性食思不振症」と言いますが、その入院中の患者さんが急に心肺停止になってしまった。リフィーディング症候群といって、急に栄養を補給すると電解質異常や低血糖が起こって、心臓が止まってしまうことがあるのです。

私の担当患者ではなかったのですが、ICUにいるときに突然、他の病棟から「助けてください！」と運ばれてきて、私がその場で蘇生処置に当たりました。血液検査をしてみると血糖値が下がっていたから、ブドウ糖を入れました。そしたら、心臓が動き出したのです。なのに「お前、心肺停止患者にブドウ糖入れるって方法があるのか」って、上司に怒られました。

鳥集　心肺停止患者にブドウ糖を入れるというのは、医学的常識ではあり得ないのですか？

いしい　今だったら当たり前のことですよ。でも、私が研修医の頃の話ですから、当時はガイドラインには載っていなかったのです。それからその拒食症の患者さんは、命は救かったものの意識は戻らず、長期間、植物状態になってしまった。でも、私は回復する可能性があると思っていました。発見が早かったし、血糖値が低下して心停止になった患者は、脳のダメージが少ないはずだからです。

そしてこれは私がギリギリの状態の患者さんによく言うのですが、「絶対生き残るぞ！　俺も頑張るから、君も頑張れ！」って。個人的なジンクスのようなものではありますが、それに応えた患者さんは皆、回復の見込みがほとんどないような生存率の低い状態から生還したのです。その時、その女性もかすかに頷いたように見えました。

そうしたら他の医師がバカにするわけです。「お前ね、蘇生後脳症で植物状態の患者が回復する確率って、どのぐらいか知ってるか？」って。でも、その患者さんはちゃんと、半年後に目を覚ましました。

鳥集　よかったですね。

いしい　はい。でも、そういうガイドラインに載らないような、医学常識に反した治療は、認められない。患者が救かる方法を探さない、あっても使わない、実際に救かっても喜ばないのですから、彼らの目的・志は患者を救けること意外なのだとわかりました。

鳥集 医学部に入れる人たちは偏差値がめちゃくちゃ高くて、賢いはずじゃないですか。でも、なぜ自分で調べたり、自分の頭で考えたりせずに、権威ある医学誌に載った論文を吟味もせず、製薬会社の宣伝やガイドラインを鵜呑みにするのでしょうか。

いしい それは、パソコンでたとえればCPU（中央演算処理装置）やメモリ（記憶装置）が大きいだけなんですよ。中に入っているプログラムがおかしかったら、どんなにCPUの性能が高くたってバグる（不具合を起こす）でしょ。

鳥集 つまり、医学部に入って叩き込まれるプログラム（教育内容）自体がおかしいと。

いしい そうですね。医師は試験が得意なのです。試験で問われるのは、出題者の希望に添った答えを出す能力です。だから多くの医師が、このワクチンのことを疑わずに、製薬会社の宣伝を鵜呑みにして、せっせと国民に接種するのかもしれません。

大阪府が発表したデータのまやかし

鳥集　もう一つ、いしい先生はブログで重要なことを指摘しておられます。大阪府が発表した、コロナ陽性者を分析したデータのまやかしについてです。

２０２１年9月10日、吉村洋文大阪府知事がツイッターに表を添付し、「ワクチン接種群は、40代50代の陽性者２３７人の内、重症１人（0・4％）、死亡０人（0％）です。ワクチン未接種群は、40代50代の陽性者1万５７２６人の内、重症２７7人（1・8％）、死亡28人（0・2％）です。ワクチンの発症予防効果だけでなく、重症予防効果も驚異的です」とツイートしました。

しかし、表をよく見るとこの数字は実は①「2回接種後14日以降に発症」群と、②「未接種＋接種歴不明」群、③「1～2回接種後14日未満＋発症日不明」の3群を比べたもので、すべての年代をまとめた総計の死亡率を比べると、①と②が同じ（0・2％）で、③は0・6％、つまり②「未接種＋接種歴不明」群よりも、③「1

〜2回接種後14日未満＋発症日不明」群のほうが、死亡率が3倍も高いことを示していました。

いしい先生は、「ドクチン1回目接種者は死亡・重症化ともに増え、2回接種者でも死亡率は下がらなかった。それがこのデータが示す事実である」と指摘していますが、よくこのまやかしに気づきましたね。

いしい 表に書いてありますから、よく見ればわかります。

鳥集 私が、この指摘が重要だと思うのは、各国政府や自治体などが公表するコロナの陽性者数・死亡者数や、ワクチンの有効性・安全性に関するデータには、かなりのまやかしがあると疑わざるを得ない状況があるということなんです。

最初は、接種率が7割とか8割に達すれば集団免疫が成立して、コロナを終息させることができるというのが接種を推進する大きな理由だったはずです。ところが、政府のコロナ分科会も公式に文書で認めていますが、接種率が上がっても感染拡大を抑え、集団免疫を達成するのは困難だとわかった。

そこで今、ワクチン推進派の「最後の砦」になっているのが、「重症化予防効果」

です。厚労省が「新型コロナウイルス感染症対策アドバイザリーボード」に出しているデータでも、65歳以上の高齢者に関しては重症化予防効果があり、7～8月でワクチンによって8000人を救えたといった推計を出しています。しかし、大阪府のように接種者の定義を「2回接種後14日以降」に限定していたり、未接種者に「接種歴不明者」が混ざっていたりすると、データをそのまま鵜呑みにすることができなくなる。接種者を「2回接種後14日以降」に限定する定義は[*16]、CDC（米疾病予防管理センター）なども採用していますよね。

いしい　そのとおりです。しかも厚労省のデータでは、65歳未満は2回接種者のほうが、死亡率が2倍に[*17]なっている。それに、本当にワクチンが効いてるのなら、死者全体が減っていないとおかしいでしょう。でも現実は、人口動態統計を見るとワクチン接種が始まった2021年2月から7月まで、昨年に比べて6カ月連続で大幅な死亡者増となっています。

人口動態調査のデータはごまかせない

鳥集　少し前に、イスラエルでのワクチンの効果を検証した『ニューイングランド・ジャーナル・オブ・メディシン』（ＮＥＪＭ）の論文（２０２１年9月15日）が発表されて、ワクチン接種から6カ月経過後の発症予防効果が91・３％、重症化予防効果が96・７％と、有効率は依然高いままだったと報じられました。[*18]

＊16　接種者を「2回接種後14日以降」に限定する定義……2回接種から2週間程度経たないと新型コロナウイルスに対する十分な免疫がつかないことから、国内外の多くの研究で接種者の定義が「2回接種から14日以降」と定められている。しかし、それでは接種直後に起こるかもしれない事象を検出できないため、ワクチンによる逆効果や有害事象など不都合な事実が過小評価されるおそれがある。

＊17　65歳未満は2回接種者のほうが、死亡率が2倍に……第50回新型コロナウイルス感染症対策アドバイザリーボード「資料2－6　年齢区分別の新型コロナウイルス感染陽性者数と死亡者数（２０２１年7月）」によると、65歳以上の未接種者の致死率が2・83％なのに対し、2回接種者は1・22％に下がっていたが、65歳未満は0・04％に対し、0・08％と逆に上がっていた。

＊18　Stephen J. Thomas, M.D. et al. afety and Efficacy of the BNT162b2 mRNA Covid-19 Vaccine through 6 Months, September 15, 2021DOI: 10.1056/NEJMoa2110345

　でも、イスラエルは早々と3回目のブースター接種に踏み切り、4回目も準備していると伝えられています。そんなに長期間、発症予防効果も重症化予防効果も高く維持されるんだったら、3回目を打つ必要などないはずです。NEJMと言えば、世界の5大医学誌に数えられる権威ある雑誌ですが、本当にこのデータをこのまま信じていいのかと疑ってしまうんです。

いしい　現実のイスラエルのデータを見ると、3回目のブースター接種が始まるとともに、感染者、死亡者とも爆発的に増えましたからね。超過死亡も大きく増えています。4回目、5回目と接種を重ねるごとに、多くの死者が出ることが危惧されます。

鳥集　これまでも医学論文では、データの捏造など不正が何度も明らかになってきました。いしい先生も、コロナやワクチンに関するデータのウソ・ごまかしが多いと思いますか。

いしい　山のようにあると思います。ただ、シンプルなデータほどごまかしにくいのです。一番ごまかしにくいのは、人口動態調査だと思います。死んでいる人を、死んでないことにはできませんから。
　死亡者のデータも大事ですが、私は昨年（2020年）、前年と比べ2万4000人以上も生まれる子どもが減ったという事実のほうが衝撃的でした。これは日本の将来にとって何より重大なことなのです。でも、誰も言わないですよね。

鳥集　おっしゃるとおりで、実は死者数が増えているだけでなく、出生数が減って、今、日本の人口がどんどん減っているんです。コロナが始まる前は、少子化問題は非常に深刻に受け止められていました。生産人口が減る一方で、年金をもらう高齢者が増えて、国の財政が破綻するのではないかと。国力の低下を防ぐためにも、少子化を押しとどめるべきだと言われてきたのに、誰も言わなくなった。

いしい　この調子で減っていくと、日本人の人口は西暦3000年に2000人になると国立社会保障・人口問題研究所が試算しているそうですね。

人口を減らすべきだと本気で思っている人たち

鳥集　人口が減少するほどの恐ろしい出来事が起こっているのに、テレビ、新聞、ネットなどでは、コロナワクチンに関するネガティブな報道をほとんどしません。このワクチンに懐疑的な投稿をすると、YouTubeでは動画が削除されたり、アカウント停止処分を受けたりするなど、明らかな言論統制も行われています。これは言論の自由や民主主義の危機であり、もはや戦時中と変わらないとすら感じるのですが、いしい先生はどう思いますか。

いしい　冷めたことを言うようですが、私は割と、もともとそういうものだと思っているのです。人類の歴史を振り返ると、強い者が弱い者を支配して、滅ぼした国の国民を皆殺しにするということは、頻繁に起こってきました。言論統制にしても、共産主義国家や独裁国家では、今も当然のこととして行われています。

私たちは人殺しをしてはいけないという教育を受けてきたから、それが普遍的な価値観だと思い込んでいます。でも、もし戦国時代に生まれたら「敵の首を何個とったら恩賞にあずかる」というような価値観だったかもしれません。今でも中東諸国やアフリカの一部の国に行けば、そういうところもあるでしょう。

鳥集　確かに、イスラム国の戦闘・支配地域や内戦が続くアフリカのソマリアのような地域だと、そうかもしれませんね。

いしい　同調圧力と裏腹になりますが、日本人はお互いを大事にするという社会の中で生きてきました。それは世界の歴史の中では非常に珍しいことです。むしろ殺し合うことが、人間の常態でないかと思うことすらあります。

鳥集　このコロナ騒ぎやワクチン推進も、そういう面があると。

いしい　アメリカのジョージア州に「ガイドストーン」[*19]という石のモニュメントが建っていて、10のガイドラインが彫られているんですが、その第一の項目に「1.大自然と永遠に共存し、人類は5億人以下を維持する」と書かれているんです。公に書いているわけですから、私は陰謀論ではなく「人口論」だと言っているのですが、自然や地球を守るために人口を減らすべきだと本気で思っている人たちが、実

---

*19　ジョージア州の「ガイドストーン」……1980年にアメリカ合衆国ジョージア州エルバート郡に建てられた花崗岩によるモニュメント。8つの言語で書かれたメッセージ「10のガイドライン」で知られ、その内容が陰謀論的な憶測を呼んでいる（Wikipediaより。2021年10月12日閲覧）

際にいるわけです。
そうした人たちと、世界を支配したいと狙う「野望論」の中国共産党、さらにお金を儲けたい「欲望論」の人々が共謀して始めたのが、このコロナ騒ぎだと私は思っています。ワクチンをみんなに打たせたら、次は「世界対中国」で戦争が起こるかもしれません。中国は自国の人民に遺伝子ワクチンを打っていません（中国のワクチンは不活化ワクチン）。人口を減らしたい人たちからすると、これまでは中国と協力してきましたが、そのままにしておいたら中国人だけで13億人生き残ってしまうことになります。

先を争って接種した高齢者の潜在意識にあるもの

鳥集　なぜ人口削減しようとしているんですか？　食糧危機が起こるからですか。

いしい　私はそれも自然の摂理ではないかと考えています。生物が福岡伸一氏[*20]の言う動的平衡なら、増えたものは減るのです。感染症のグラフと一緒です。第二次世界大戦後、約80年間で人口は大幅に増えましたから、人口が減る局面も必然的に来るのでしょう。

鳥集　でも、ワクチンで人為的に殺そうとしてるわけですよね。

いしい　どこまで人為で、どこからは天為なのかは難しいところです。

鳥集　支配層が、無意識に人口を減らすようなことをしているということですか？

いしい　支配層だけでなく、庶民も「感染対策」に協力して、自らワクチンを打ちに行くわけですから、本人たちも潜在意識的には人口を減らしたがっているのかもしれません。

実際に診療していると、思うことがあるのですが、患者さんって「助けてほしい」といって病院に来ますが、体を悪くしているのは多くの場合、自分なのです。アルコール依存症の人は、お酒をやめればいいいし、タバコを吸う人はＣＯＰＤ（慢性閉

＊20　福岡伸一氏……生物学者。青山学院大学教授。見かけ上は停止しているように見えるが、生物はみずから壊し続け、部分が活発に入れ替わりながら全体として恒常性を保つ流れであるという「動的平衡」の概念を広めた。２００７年出版の『生物と無生物のあいだ』（講談社新書）がベストセラーに。

塞性肺疾患）になる前にタバコをやめればいい。でも、やめない。多くの人が「治りたい」という言葉と矛盾する、むしろ死に近づくような行動をとるのです。
少し語弊があるかもしれませんが、今、死ぬことは案外難しいのです。医療がなかなか死なせてくれませんから。がんになっても、脳梗塞になっても、認知症になっても、なかなか死なせてもらえない。ところがこのワクチンを打てば、突然死をして、楽に死ねるかもしれない。高齢者たちが徹夜覚悟で並んでまで打ちたがったのは、実は潜在意識的に死にたいという欲求があるからかもしれないと思うことがあります。

死に向かいたい本能

鳥集　もう一つ、同調圧力もあるのではないですか。本当は打ちたくないけれども、まわりの人が打ってるし、打たなかったら変な目で見られるから、打たざるを得ないという。

いしい　それもありますね。ただ、それはどちらかというと、表層的な理由だと私は思います。レミングという、ツンドラ地帯の寒いところに棲むネズミ科の小動物がいます。非常に繁殖力が強い動物なのですが､個体数が多くなると「死の大行進」を始めて、崖とか海とかに突っ込んでいって、一定数が死ぬんです。それを3～4年周期で繰り返して、個体数が増えたり、激減したりする。自殺か事故かわかりません。ただ、そういう習性なんです。

鳥集　はい、レミングのことは聞いたことがあります。不思議ですよね。人間の話に戻すと、接種すると多くの人が発熱します。39℃とか40℃といった高熱が出る人もいる。コロナでもそんなに苦しむことは少ないのに、高熱が出るかもしれないとわかっていて、なんで好んでワクチンを打とうとするのか、私にはさっぱりわからない。それは、死に向かいたい本能があるからでしょうか。

いしい　私はそうかもしれないと思っています。江戸時代は3000万～4000万人くらいだった人口が、明治時代になって、「産めよ増やせよ」という富国強兵のスローガンを掲げて人口を増やした。そして日清戦争、日露戦争、日中戦争、大東亜戦争と突き進み、たくさんの日本人が死んでいった。歴史的・生物学的に見ると、人口の増加は戦争の前触れなのです。

レミングだけでなく、イナゴのような昆虫も、ある程度個体数が増えてお互いが密集してくると、死の大行進を始めます。人間もそうなのかもしれません。

鳥集　それは、食糧が足りなくなるといった危機感を、本能的に感じるからなんでしょうか。

いしい　食糧もそうですし、空間もそうですね。人類が誕生する前から、昆虫も動物も同じような習性があるわけですから、これはもう本能的なものではないかと思うのです。ですから、コロナ騒ぎはディープステート（世界を操る米国の闇の政府）や中国共産党が仕掛けた陰謀だとか言われますが、そういうものすらも、実はもっと生物の奥深い本能の部分でコントロールされているのではないかと。

鳥集　なるほど。

危機的な状況で生き残る日本人の魔力

いしい　ですから、この人口削減は、私はもうある程度は防げないと思っています。

だから生き残りたい人は、自分でできることをしましょうと言ってきました。生き残る意志があるのなら、ビタミンDや味噌汁などの具体的な方法を実践して、ドクチンを打つのはやめましょう。それが私の主張です。

鳥集　しかし、ワクチンを打たずに生き残るのも大変ですよね。フランスでは「衛生パス（ワクチンパスポート）」が導入されて、接種証明がないとスーパーや飲食店に入れないといった、考えられない差別が起こっています。他のヨーロッパ諸国やオーストラリアなどでも、接種証明の義務化をめぐって、連日のように反対デモや暴動が起こっている。今のところ日本政府は、接種しない人も差別しないと言っていますが、「ワクチン・検査パッケージ」が本格的に導入されたら、どうなっていくかわからない。いしい先生のシナリオだと、打つのも地獄、打たないのも地獄みたいな状況です。もう、どうしようもないんでしょうか。

いしい　そんなことはありません。レミングもすべてが死の行進をするわけではありません。まわりのみんながドーッと走っていっても、冷静に生き残る者たちがいるから絶滅しないのです。

また、危機に強いのが日本という国だと私は思っています。76年前に敗戦したとき、誰が日本が経済大国になると思いました？　元寇の時だって、日本が世界最強のモンゴル軍を打ち払うとは誰も思わなかったはずです。そういう危機的な状況で生き残る力を発揮するのが、この日本人という不思議な民族だと思うのです。

鳥集　具体的にどうするかは別として、神風が吹いたり、奇跡的に復興したりするということですか。

いしい　非常に危機的な状況であることは確かですが、だからこそ希望は捨てません。生命は誕生以来、常にそうした危機を乗り越えてきたのです。哺乳類がどうしてここまで進化したのかと考えれば、６５００万年前に巨大隕石がユカタン半島に落ちたからです。それで恐竜は絶滅してしまいましたが、生き残ったディキノドンというネズミのような生き物から、私たちヒトを含めこんなに多様な哺乳類が進化しました。危機というのは、生き残る者と生き残らない者の淘汰の分かれ道であって、悲観することではないと私は思っています。生き残った者たちにとっては、そこから道が開ける分岐点にもなるのです。

子どもにだけは打ってはいけない

鳥集　しかし、私はもう50代後半なので、いつ死んでもかまいませんが、未来を生きる子どもたちのことを考えると、暗澹《あんたん》たる気持ちになります。

いしい　そうですね。私も子どもにだけは打つなとずっと言っています。子どもが死んでしまったら、日本の将来はもうないわけですから。ですが、ツイッターを見ていると、高校生の息子に打たせて、もう何週間も熱が下がらないと投稿している親がいる。にもかかわらず、熱が下がったら2回目を打たせると書いていたりします。それもその人の選択とはいえ……せめて、今打っていない親御さんや子どもたちには、このワクチンのまやかしに早く気づいてほしいですね。

状況がどんなに困難であっても、希望がないわけではありません。希望者には希望があります。私と鳥集さんが知り合えたように、この騒動をきっかけに、新しい知識、新しい人間関係、新しい生き方に気づいた人がたくさんいます。

そこには新しい喜び、新しい愛情、新しい感謝があります。今までの常識では生きることが難しい時代になったからこそ、たくましく生き抜く覚悟を持った人々がいます。生き抜くと覚悟を決めたなら、もはや嘆いたり誰かを責めたりしている暇はありません。誰もが「自分に今できることは何か?」と考えるようになります。

そんな人々と今この時代を生きていることに、私は最近むしろ強い喜びを感じています。今を生き抜いているさまざまな人々に、勇気ある行動に、その優しさに、胸が熱くなります。だから救急の現場で言うように、私は今を生きるみんなにこう言いたいのです。

「絶対生き抜くぞ! 俺も頑張るから! 君も頑張れ!」

いしい・じんぺい●医師。焦点を病にあてその治療や予防を目的とするのではなく、一人ひとりが願う幸せに応じて生活習慣と医療の使い方を工夫する「予幸」医学を提唱。コロナ騒動のまやかしやコロナワクチンの危険性について、noteのブログ「日々予め幸せ」(https://note.com/jinniishii/)やツイッター@jinpeiishiiで積極的に発信している。

第四章

5月の接種後死亡者数は報告の推計1〜23倍

鈴村 泰（医師、第一種情報処理技術者）

厚生労働省に報告されているワクチン接種後の死亡は氷山の一角であり、今年（2021年）に入って見られる日本人の死亡者増加現象（超過死亡）には、ワクチンによる死者が含まれていると指摘する識者が少なくない。実際に、どれくらいの数があると推計できるのか。ネット上の言論プラットフォーム「アゴラ」で独自の推計値を公表している鈴村泰医師に、改めて真意を語ってもらった（なお、以下の文章はメールでの質疑応答を、インタービュー形式に改めたものである）。

接種後死亡者が報告数以上に存在しているのは確実

鳥集　私が鈴村先生のお考えをうかがってみたいと思ったのは、「アゴラ」に鈴村先生が投稿された「5月の超過死亡急増にコロナワクチンは関係しているのか？」（前編2021年8月29日／後編2021年9月9日）という論考を読んだからです。

この記事で鈴村先生は「2021年5月の超過死亡には接種後死亡者が含まれており、その推定数は報告数の1～23倍である」と結論づけておられます。推定値に幅がありますが、5月のワクチン接種後の死亡が報告されている数の最大で23倍あるかもしれないというのは、衝撃的な数字です。

6月も超過死亡が観察されていますが、鈴村先生はその状況から見て、やはり接種後死亡は国に報告されている以上にあるとお考えですか？

鈴村　接種後死亡者が報告数以上に存在しているのは確実です。そもそも厚生労働省が、そのことを認めています。厚労省はホームページの「医師等の皆さまへ～新型コロナワクチンの副反応疑い報告のお願い」という項目で、副反応が疑われる事例の報告を呼びかけており、「医師が予防接種との関連性が高いと認める症状であって、以下に該当するもの（予防接種との関連性が高いと医師が認める期間に発生した場合が報告の対象です）」と定めています。

しかし、この基準では、現場の医師が「関連性が低い」と判断した死亡例は、報告されないことになります。したがって、「接種後死亡者が国に報告されている以上に存在している」ことは、厚労省が公式に認めていることになります。

厚労省は、報告されていない死亡例は、因果関係がない症例なので、問題はないと考えているわけです。しかし、現場の医師が因果関係を判断することは、私は不適切だと考えます。なぜならば、何が副反応なのかは、現時点ではすべてわかっていないからです。

鳥集　5月に続いて6月も超過死亡が報告されています。6月は報告されている接種後死亡の何倍くらいになると推計していますか。

鈴村　まず、2021年5月の超過死亡数から、どうやって実際の接種後死亡の倍数を推計したのか、説明しましょう。

超過死亡は国立感染症研究所が報告しており、過去9年間のデータをもとに複雑な計算を経て算出されていますが、そのデータは厚労省の研究班（「ＣＯＶＩＤ－19等の影響による超過死亡の評価」が運営しているサイト「日本の超過および過小死亡ダッシュボード（毎週・死亡数）」から取得することができます。

超過死亡者数は、唯一無二の正確な数値を求めることが困難であるため、国立感染症研究所では区間で提示しています。それによると２０２１年5月の全国の超過死亡者数は、下限値１１９０人～上限値９８１７人と推測されています。

この上限値から考えてみましょう。９８１７人から、5月の①新型コロナ感染症による死亡（２８１９人）と、②医療逼迫のため十分な治療を受けられずに起こった他疾患による死亡（２６１１人）を引きます。②は、まだワクチン接種が始まっていなかった1月（第３波）の超過死亡からコロナ感染死を引いた数を基に、季節補正と大阪で起こった医療崩壊から推計される数字に基づく補正を行い、5月（第4波）の数値を推定しました（詳しくは、上記アゴラの記事を参照）。

その結果、５月の接種後死亡の上限値は４３８９人と推計されました。報告されている5月の接種後死亡者数は193人なので、約23倍ということになります。

一方、下限値から考えた場合、超過死亡1190人からコロナ感染死2819人を引くとマイナスになります。つまり、接種後死亡者が報告数以上に存在していた根拠はないことになりますので、倍率は1倍となります。こうした計算に基づいて、超過死亡に含まれている5月の接種後死亡数は報告数の1〜23倍と私は推計したわけです。

6月も同様の計算をします。6月の全国の超過死亡数は668〜7460人と推計されています。そこから、新型コロナ感染症による死亡や医療逼迫のため十分な治療を受けられなかった他疾患による死亡数を引き、上記と同様の補正を行うと、448〜5857人なので、超過死亡に含まれる接種後死亡の推計数は、報告されている接種後死亡者数448人の1〜13倍となりました。しかし、それ以上のことは、憶測になるので何とも言えません。

ワクチンによって死者数は抑えられた

鳥集　新型コロナワクチンについては、感染予防効果は低下するが、重症化予防効果は維持されており、厚生労働省のデータでも2021年7月と8月の65歳以上のコロナ死亡率はワクチンによって低下したとする結果が出ています（第50回新型コロナウイルス感染症対策アドバイザリーボード「資料2－6 年齢区分別の新型コロナウイルス感染陽性者数と死亡者数 2021年7月」）。

しかし、接種後死亡が報告されている何倍にもなるとすると、コロナ死亡率は低下しても、総死亡率（あらゆる要因によるすべての死亡の割合）は低下しない、つまり「ワクチン死が増えてワクチンの効果を相殺する」ということもあり得ると思いますが、鈴村先生はどうお考えですか。

鈴村　厚労省は2021年7～8月、ワクチンによって死者を約8000人抑制できたと推計しています（第51回新型コロナウイルス感染症対策アドバイザリーボード「資料2－6 新型コロナウイルス感染症に対するワクチン等の効果の推定」）。

そこで私も、日本の陽性者、コロナ感染死のデータを基に、第5波（7月1日～

9月30日）でワクチンによってどれくらい死者が抑制できたか、試算してみることにしました。計算をするのに前提とした考え方は次のとおりです。

①第4波の接種率はまだ低く、ワクチンの効果は出ていないが、第5波はワクチンの接種率が上がり、それによって死者数が抑制されたという仮説を前提とする。また、ウイルスは第5波で弱毒化しなかったとする。

②〈期間1〉3月12日～6月24日（第4波）と〈期間2〉7月1日～9月30日（第5波）の致死率が同じだったと仮定して、〈期間2〉の推定死者数を算出する。

③〈期間2〉の推定死者数から、第5波の実際の死者数を引いた数を、ワクチンによって抑制された死者数とする。

〈結果〉

致死率は、〈期間1〉が1・78％だったのが、〈期間2〉は0・32％に下がっていました。そこから計算すると、〈期間2〉でワクチンによって抑制された死者数は1万3144人となりました。ちなみに7～8月で同様の計算をすると7580人になるので、厚労省の8000人という推計値と大きく異なっていませんでした。

もちろん、この方法には（1）第4波と第5波の年齢分布の補正ができていない（第5波のほうが、致死率の低い60歳未満の陽性者が多いため、抑制死者数を過大に見積もっている可能性がある）、（2）第5波のワクチン接種率が第4波のそれと同等とした場合の感染者数は、もっと多い（1・2～2倍）可能性がある（抑制死者数を過少に見積もっている可能性がある）という問題点があります。

しかし、概算ですが、（1）については、東京都の年代別のデータを用いて補正し、（2）については1・25倍の補正としたところほぼ相殺されたため、1万3144人をワクチンで抑制された死者数として、そのまま使用することにしました。

さらに、7～9月で抑制された医療逼迫死を概算しますと、1万1457人となりました（推計方法は上記アゴラの記事参照）。したがって、第5波でワクチンによって抑制された死者数は、あわせて2万4601人となります。

一方、9月3日までに報告されている接種後死亡者は1154人です。そこから、概算で推定した偶発症例数（ワクチンとの因果関係は考えにくい症例）を引きますと1052人となりました。

接種後死亡者を、仮に本当は2倍と考えると2104人です。10倍なら1万520人です。この2104〜1万520人という数字に基づき、抑制された死者数が接種後死亡者の何倍かを計算しますと、第5波は2・3〜11・7倍となります。

12月に予測される第6波まで加えて考えてみましょう。ワクチンの効果がそのまま持続したとすると、同程度の死者の抑制ができると考えられますので、単純に2倍して、第5波、第6波あわせて4万9202人の抑制となります。

一方、ワクチンの接種後死亡ですが、3回目の追加接種がないと仮定すると、接種後死亡はこれ以上増えないはずです。それを基に計算すると、ワクチンによって抑制される死亡者数は、接種後死亡の4・7〜23・4倍となります。

結論として、現時点では接種後死亡者が10倍と想定しても、ワクチンによって抑制される死者数のほうが多いため、鳥集さんが指摘するような、接種後死亡によってワクチンの死亡抑制効果が相殺されることはないと考えられます。

ただ、私はワクチンによって1000人が犠牲になっても、日本の1億2000万人の命が救われるとイメージしていました。ところが、実際に計算してみますと、第5波で多くて接種後死亡の11・7倍、少ない場合は2・34倍で、計算前のイメージほど救えてはいませんでした。現実には、10倍以上救えていれば、それで十分なのかもしれませんが……。

厚労省はワクチンと接種後死亡の因果関係を一件も認めず

鳥集　PCR陽性なら直接死因がコロナでなくてもコロナ感染死に計上される一方で、報告されていない接種後死亡がかなりあると思われるので、実際にはもっとローリターンである可能性もありますよね。ところで、鈴村先生はどうしてこのワクチンの安全性に疑問を持つようになったのですか。

鈴村　2021年9月24日までに、厚生労働省に報告のあった接種後死亡はファイザー製とモデルナ製を合わせて1233例です。この死亡事例について、厚労省はワクチン分科会・副反応検討部会で検討していますが、現在までに「ワクチンと死亡との因果関係が否定できない」と評価した事例は1例もありません（過去に1例のみ認定されたが、のちに撤回）。つまり、厚労省が「ワクチンが原因で死亡した可能性があると認められた人は一人もいない」のです。

しかし、これに対して一部の医師や週刊誌が疑問を投げかけているのをネットメディアで目にしました。それで私も、このワクチンと接種後死亡に因果関係がないと本当に言えるのかどうか、検証してみようと思ったのです。

鳥集　因果関係を検証するのに、とくにどのような点に注目されたのですか。

鈴村　ネットメディアで、疑問の主な根拠となっていたのは、死亡はワクチン接種から3日以内が多いという事実です。確かに、接種と無関係に死亡するのであれば、接種日から何日目であろうと、死亡者数はほぼ同じとなるはずです。縦軸に接種後死亡数、横軸に接種後日数のグラフをつくれば、ずっとフラットになるでしょう。

ところが、接種後死亡のデータを調べてみると、接種後7日以内（65％）、とくに3日以内（45％）の死亡が非常に多く、それ以降、死亡者の報告は低水準で推移します。このことは、接種と死亡が関係していることを強く示唆しています。

死亡日が接種日より離れているほど、医師が無関係と判断する確率が高くなります（報告バイアス）。ですから、これだけで死亡と接種の関係が立証されたとは言えません。

ただ、問題は遺族感情です。ある日突然死亡した場合は、遺族は運命だったと諦めがつきます。しかし、ワクチン接種の翌日に死亡した場合は、ワクチンに殺されたと遺族が感じたとしても不思議ではありません。

にもかかわらず、政府は「ワクチンと死亡は、無関係」と、取り付く島もないのです。遺族が政府に不信感を抱くのは当然です。政府が何か重大なことを隠蔽していると考えるかもしれません。この不信感は増幅され、いずれ「反ワクチン派」を利することになります。政府は遺族に対して、もっと丁寧な説明をするべきだと私は思ったのです。

個々の死亡例の分析より統計分析を重視すべき

鳥集　接種後からの発生日について、鈴村先生は心血管疾患や心筋炎・心膜炎、呼吸器疾患についても分析されています。やはり接種後数日以内の発生が多く、ワクチン接種との関連性が示唆される結果であると思われますが、この分析をされてみて、鈴村先生は接種後のこうした病気の発生について、どのようにお考えでしょうか。

鈴村　私は、ワクチンにより誘発されている可能性が高いと考えています。

心筋梗塞を例にあげて考察してみましょう。心筋梗塞の主たる原因は動脈硬化であり、何らかの誘因（引き金）により発病します。

心筋梗塞の誘因には、精神的・肉体的ストレス、極度の疲労、睡眠不足、うつ状態、急激な温度変化、脱水など多数あります。コロナワクチンは、体への負担が大きいため、心筋梗塞の誘因になっている可能性が高いと私は思います。

こうした事例について、病理解剖などを行い、もっと徹底的に死亡例の分析を行うべきと主張する専門家が多くいます。しかし私は、徹底的に調べても、ほとんどは因果関係不明のままではないかと推測します。病理解剖で、心筋梗塞が死因だということは判明しますが、何が誘因であったのかまでは、ほとんどの場合は判明しません。

ですから、個々の死亡例の分析より、統計分析を重視するべきと、私は考えます。

接種後死亡数がインフルの100倍でも「誤差の範囲」？

鳥集　2021年9月24日までに報告されたワクチン接種後の死亡は1233例です。一方、インフルエンザワクチンで報告されている接種後の死亡事例は、過去10年の平均で10例です（233ページ表2参照）。100倍もの差があって、私は異常な数字だと思うのですが、ある医師から次のような指摘を受けました。

「何千万回も接種されているなかでは、1000も10もほとんど誤差の範囲であり、その数字をあげて死亡が多発しているかのように言うのは非科学的で、ワクチンの不安を煽るだけだ」

このような指摘に対して、鈴村先生はどのようにお考えになりますか。

鈴村　有意差（統計学的に偶然とは言えない明らかな差）があるかどうかは、実際に検定してみれば、はっきりします。インフルエンザ接種者4000万人に対して死亡者10人、新型コロナ接種者6000万人に対して死亡者1000人として、カイ二乗検定[*1]で計算してみますと、有意差ありです。

より厳しく、有意水準[*2]1%で検定しても、コロナワクチン接種後死亡が37人以上で有意差あり、つまり、余裕で「統計学的に明らかに差があり」となるのです。もちろん、出たばかりの新型コロナワクチンのほうが、副反応に関心が寄せられやすいという逆の報告バイアスはあります。しかし、実際に計算をせずに主張するほうが非科学的です。直感と実際に計算してみた確率が異なることは、時々あります。

この問題は、統計や確率の理解力不足の問題です。トロッコ問題[*3]の観点から見れば、接種100万人あたり何人死亡したかを確認することは、ワクチンの安全性を考えるうえで、非常に大切なことです。抑制された死者数と犠牲になった死者数の天秤を、常に客観的に監視する必要があります。

＊1　カイ二乗検定……2つの群のデータの間で偶然とは言えない差があるかどうかを調べる統計学の手法の一つ。

＊2　有意水準……統計上、ある事象が起こる確率が偶然とは考えにくい（有意である）と判断する基準となる確率。普通は5パーセント（0・05）、厳密を要する場合は1パーセント（0・01）を使う。危険率。（デジタル大辞泉より）

鳥集　インフルエンザワクチンの接種後死亡数とコロナワクチンの接種後死亡数に100倍以上もの差があることを、無視してはいけないということですね。

鈴村先生の一連の分析を見ると、ワクチン接種後の死亡事例をすべて「因果関係不明」で片付けることはできないように思います。しかし、接種後の有害事象についてすべてを報告することが義務となっていない現在のシステムでは、鈴村先生のご指摘のように科学的に因果関係を解明することはできないでしょう。それが国民のワクチン行政や医学医療に対する信頼を貶《おとし》めていることにもつながると思いますが、鈴村先生はどのように改善すべきだと思いますか。

鈴村　改善すべき点を列記してみます。

・接種後1カ月間の入院・死亡例の報告を義務化する。

・義務化するときは、病院の医師の負担とならないように、医療事務員で可能な報告項目とする（具体的には、年齢、性別、ワクチン接種日、接種回数、入院日、死亡日、主病名、基礎疾患の有無、ワクチン製品名、ロット番号など）。

・後日、とくに重要と判断した症例のみ医師に詳細な経過報告を求める。

・個々死亡例の精査より、統計分析を重視する。
・統計分析は①発生確率の比較、②偶発性の検証の2つの観点より行う（発生確率が低いと統計的有意差が生じない場合があるため、偶発性の検証は必須である）。
・医学部出身者のみの分析ではバイアスの危険があるため、他学部出身者による分析も行う。
・マイナンバーを用いた集計方法も検討する。（詳細はアゴラの記事参照）

10代の接種には全面的に賛成できない理由

鳥集　鈴村先生は高齢者、基礎疾患のある人、肥満者などの接種には賛成の一方で、

＊3　トロッコ問題……ある人を助けるのに、別の人を犠牲にすることが許されるかどうかを問う倫理学上の問題。「線路上を走っていたトロッコが分岐点に差し掛かった。このまま真っ直ぐ行けば、作業員5人がひき殺される。あなたが分岐器を操作して進路を切り替えれば5人助かるが、その代わりに別の路線で作業をしている1人が死亡する。あなたは分岐器を切り替えるべきか」という設問が設定されたことから、そう呼ばれるようになった。

若年層、とくに10代の接種には全面的に賛成できないとアゴラにお書きです。その理由について、改めてお聞かせいただけますでしょうか。

鈴村　高齢者、基礎疾患のある人、肥満者の場合は、メリットがデメリットを上回ると判断したため、接種に賛成としました。

厚生労働省が新型コロナウイルス感染陽性者約14万人を、未接種者と接種者に分けて、年代別の7月の致死率を調べたデータによると、65歳以上のワクチンによる致死率は、以下ようにはっきり下がっています（第50回新型コロナウイルス感染症対策アドバイザリーボード「資料2－6　年齢区分別の新型コロナウイルス感染陽性者数と死亡者数　2021年7月」）。

90歳以上　8・45％↓1・03％（未接種→2回接種、以下同）
80－89歳　5・42％↓2・03％
70－79歳　1・68％↓1・03％
65－69歳　1・31％↓0・49％

これに対して65歳未満は、0・04％→0・08％と逆に増えています。これは死亡の症例数が少ないためである可能性があり、症例数が増加すれば、今後効果が確認できる可能性はあります。とはいえ、現時点では効果不明と言わざるを得ません。

若年層はワクチン接種による心筋炎のリスクのあることが指摘されており、長期的な副反応も不明です。今後、mRNAワクチンが改良される可能性や、より安全な遺伝子組み換えタンパクワクチンや経鼻ワクチンが出てくる可能性もあるので、若い人たち、とくに10代の接種は全面的には賛成しません。

ただし、接種希望の人に反対するつもりはありません。もし接種する場合でも、心筋炎の発症は2回目の接種に多いので（40歳未満では81％）、1回のみ接種するというやり方もあります。また、今後、若年者の重症化の確率が現在より高くなる場合は、考えが変わるかもしれません。

接種後死亡者に対しては補償がなされるべき

鳥集　私は、国や医療界、マスコミ等がワクチン接種を強力に推し進めようとするあまり、安全性があまりにも蔑ろにされ、国民への適切な情報提供がなされていないと考えています。アゴラでの一連の分析を踏まえ、鈴村先生がワクチン接種のあり方について、国や医療界、マスコミに要望することはなんでしょうか。

鈴村　自覚があったのかどうかは不明ですが、政府は結果的には嘘をついたのだと、私は考えています。死亡症例の精査では、ほとんど因果関係不明なのですから、正直に「ワクチンの安全性は、現時点では不明」と言うべきでした。

ただし、今回の嘘は、私利私欲による嘘ではありませんでした。国民の命のための嘘であり、やむを得ない嘘であったと、私は思います。

もし、接種後死亡者の因果関係を認めていたり、安全性を不明としていたりすれば、野党やマスコミに攻められ大混乱になっていたと推測されます。その結果、ワクチン接種が大幅に遅れて、現在よりはるかに多い新型コロナによる死亡者や医療逼迫による死亡者が発生していたのではないでしょうか。

では、政府のやり方に問題がなかったのかと問われますと、完全に正しかったとも言えません。数年後にこの問題は政府により総括され、接種後死亡者に対しては、何らかの補償がなされるべきと、私は考えます。

また、テレビと新聞は、接種後死亡者に関して不自然なほど報道していません。ただ、もっと報道し、問題点を追及していればよかったのかと言うと、必ずしもそうとは言えません。おそらく、マスコミはワクチン接種推進を邪魔しないように、追及を自粛していたのではないかと思われます。これはマスコミにとっても苦渋の決断であったのだと、私は想像します。

コロナ感染による死亡者増加の危険があるのに、なぜ私がこの問題を追及しているのかという疑問を持つ人がいると思います。基本的には、「本当のことを知りたい」という学問的興味のためです。私が、政府やマスコミ側に所属していたならば、このような追及は自重していたでしょう。忖度なく自由に発言できる立場だったため、このようなことが可能であったのです。

自分が、政府やマスコミより優れた見識を有しているとは、私は思ってはいません。いつの日か政府やマスコミの手で、ぜひこの問題を検証していただきたいと願います。

すずむら・やすし●医師、第一種情報処理技術者、元皮膚科専門医、元漢方専門医。1985年、名古屋大学医学部卒業。アトピー性皮膚炎などの漢方薬治療と医療情報処理を得意とした。現在はセミリタイア。画像アプリ「皮膚病データベース」を公開中。インターネットの言論プラットフォーム「アゴラ」に投稿した、新型コロナワクチンと副反応疑い事例との因果関係を検証する一連の記事が話題に。

第五章
子どもにワクチンを打つメリットなんて、まったくない

森田洋之（医師、南日本ヘルスリサーチラボ代表）

2021年10月現在、ワクチンを接種できる年齢は12歳以上とされている。中高生への接種も進むなか、我が子にワクチンを打たせるべきか悩む保護者も多いだろう。「大人のために打てというなら、子どもの前で土下座すべきだ」。森田医師は強い口調で、子どもへのワクチン接種に反対する。国内外の統計データに基づき、過剰な感染対策やワクチン接種の進め方に疑問を呈する論考を発表してきた森田医師は、このワクチンの実力をどう見ているのか。

ワクチン接種が進んだ国で感染が拡大

鳥集　森田先生は統計に基づいて、ワクチンの安全性や有効性をずっとウォッチしてきたと思うんですが、現時点でワクチンのことをどう評価していますか。

森田　ファイザーやモデルナが主導で行った治験では、発症予防効果95%という結果が出て、かなり有効性が高いとされてきました。ただ、これをリアルワールド（現実世界）に落とし込んだ場合には、思ったほど効果が出ていないのが実情ではないでしょうか。

鳥集　思ったほど効果が出ていないというのは、たとえばイスラエルなど海外の統計を見て、ということですね。

森田　そうです。イスラエルだけでなく、イギリスやアメリカも、ワクチン接種が進んだのに、感染者がドーンと増えた。ワクチンを打っても感染拡大するなら、なんで国民全員を対象に接種しようとするの？という話になりますよね。

鳥集　シンガポールも2021年9月から陽性者が爆発的に増えて、10月9日には3703人と過去最多になりました。人口570万人ほどの国ですから、東京都の人口（約1400万人）に換算すると、1日に9000人以上の感染者が出た計算になります。一方で、同国は2回接種済みが人口比で8割を超える、世界有数の接種率の高い国です（2021年10月13日現在82・2％）。

森田　結局、治験のデータと現実が合わないんです。昨年（2020年）、ファイザーが95％という結果を公表した時、このワクチンが出たら「ゲームチェンジャーになる」といわれていましたよね。7割以上の人が接種したら集団免疫ができて、コロナが終息すると。ところが、そうなっていない現実が厳然としてある。それどころか、イスラエルや英米のみならず、日本も接種者は11月から3回目を打つように話が進んでいます。

重症化予防効果は半年後も96・7％？

鳥集　感染予防効果については、半年くらいで低減してしまうことが、さまざまなデータから明らかになっています。一方で、重症化予防効果については、長期に維持されるとされています。2021年9月15日、米国、アルゼンチン、ブラジル、南アフリカ、ドイツ、トルコの計4万人以上を対象に行われたランダム化比較試験の結果が、『ニュー・イングランド・ジャーナル・オブ・メディシン』（NEJM）の電子版に報告されました。[*1] 4万人以上を対象に、2回ファイザー製のワクチンを接種した群と、プラセボ（偽のワクチン）を接種する群とに割り付けて、6カ月後の結果を比較したところ、重症の新型コロナウイルス感染症に対する有効率は96・7％と、きわめて高い予防効果があったとされています。しかし、本当に半年も効果が維持されているんでしょうか。

森田　イスラエルやイギリスでも感染者はすごく増えていますが、死亡者がそこまで増えていないので、重症化予防効果はリアルワールドでも発揮しているのかなとは思っています。

鳥集　ただ、ここからが私が一番わからないところなのですが、もし本当に重症化予防効果があるのなら、抗体が落ちようが感染予防効果が落ちようが、ブースター接種なんて要らないじゃないかと思うんです。かかっても重症化せず、風邪くらいで終わるのなら、問題視する必要はないからです。にもかかわらず、なぜイスラエルが3回目接種を推し進め、4回目の接種まで準備しているのか。日本でも2021年11月から3回目の接種が始まる予定です。重症化予防効果はあるとされるのに、なぜブースター接種をするんだと思いますか。

森田　感染拡大自体を防ぎたいんでしょう。ただ、どんどん目的が変わってしまっている。視野が狭くなって、目的を見失っていると感じるんです。

感染症対策の根本の目標は、コロナだろうがインフルエンザだろうが、風邪でも何でもいいんですが、結局、みんなが元気で死なずに普通の生活を送ることですよね。そのために感染を抑えるというのが、一つの手段だったはずなんです。

ところが、コロナの感染が広がることで、社会がパニックになってしまった。そのために、感染を抑えることに躍起になってしまって、手段が目的化してしまった。本当は、みんなが元気に普通の生活を送れたら目標達成なのですが、感染を抑える

＊1　Thomas SJ, Moreira ED Jr, Kitchin N et al. Safety and efficacy of the BNT162b2 mRNA Covid-19 vaccine through 6 months. N Engl J Med. DOI: 10.1056/NEJMoa2110345

ことが目的になってしまったんです。世界中で、冷静な判断ができていないのではないかという気がします。

マスコミがコロナの不安を煽り続けた副作用

鳥集　極論すると、たとえみんながコロナにかかっても、医療逼迫を起こさない受け入れ体制があり、重症者や死亡者が増えないなら、気にしなくていいはずですよね。

森田　そのとおりです。それが冷静な判断だと思います。とくに日本や東アジア・オセアニアでは、欧米に比べると重症者数も死亡者数も少なかった。そういう幸運な事実もあるんだから、ワクチンの話は置いといて、日本では先にそういう議論が盛り上がらなくてはいけなかったんです。

もちろん、昨年2月のダイヤモンド・プリンセス号の騒ぎの時期は、新型コロナウイルスのことがほとんどわかりませんでした。エボラ出血熱のような扱いで、みんなが極端な予防に走ったのも、わからなくはない。

だけど、もう感染の波が5回も来てるんですよ。欧米から見ると、5回も「さざ波」だったんです。もしかすると、国民の幸せを考えたときに、自粛政策による経済の落ち込みや自殺者の増加といったダメージのほうが、コロナより大きいんじゃないか。そいう議論が盛り上がらなくてはいけなかったんです。

にもかかわらず、最初のパニックの時の恐怖が残ったのか、それとも「何もしなければ42万人死ぬ」という脅しが効いたのか、マスコミがコロナの不安を煽り続け、自粛に疑問を持つ人たちの議論を封殺していった。それが問題だったと私は思います。

ワクチンを先に打ったイスラエルやイギリスでは感染が抑えられなかった。それに、欧米に比べると死亡者が少ないんだから、日本はあわてててワクチン接種しなくてもいいんじゃないかという議論が起こってもおかしくなかったと思うんです。しかし、先ほども言ったとおり、手段の目的化が起こって、どんどん視野が狭くなっていった。

鳥集　イスラエルやアメリカから伝えられるニュースを見ると、コロナで入院して亡くなっている人はワクチンを打っていない人ばかりだという情報が入ってくる。一方で、ツイッターなどでは、実はイスラエルではコロナが重症化し、入院が長引いているのは接種した人ばかりだといった、真相を確かめきれない情報も流れてきます。あまりに正反対なので、どちらを信じていいかわからないんですが、こうした情報を見るたびに、私は3回目のブースター接種をするのは、本当は重症化予防効果も落ちたからではないかと疑ってしまうんです。

高齢者の接種直後の死亡が報告されない理由

森田　そうですね。情報の真偽がわからないだけでなく、現在進行中のことでもあるので、確かなデータが出るのはもう少し後になるでしょう。いずれにせよ、わからないことがたくさんあるということです。

副作用（副反応）に関しても、だいぶ情報が出てきたとはいえ、まだわからないことが多いので、なんとも言いようがない。だって、報告された接種後死亡のすべてを、国は「因果関係は評価できない」ですませていますよね。なんで評価できないかというと、何も調べてないからです。解剖もしてないし、まともに統計を取って調べようともしていません。
もちろん、解剖するにしても、ご家族の同意が取りにくいといった事情もあるでしょうが、ほとんど調べる気がないと言っていい。だから、副作用について、確定的なことは何も言えない。
といっても、接種後死亡が1200人以上報告されている。しかもその数は、医師が厚生労働省に報告した件数ですよね。実際には報告されない例が無数にある。私のまわりでも何件か重症例や死亡例を聞いていますが、医師が報告していません。

鳥集　それは、森田先生の地域の仲間のお医者さんたちから聞いたということですか?

森田　そうです。接種後に死亡した高齢の患者さんがいて、その死亡診断書を書いたと聞きました。

鳥集　にもかかわらず、なぜ報告していないんですか。

森田　医師にとって高齢者の看取りは日常的にあることだし、正直言って因果関係がよくわからないからです。

老衰している高齢の方がワクチン接種直後に死んでも、ほぼ問題視しないというのが現場の感覚です。老衰した高齢者が死の坂を下っている場合には、その直接の死因が肺炎だろうが脳梗塞だろうが、あまり考えないで「老衰」という死亡診断をすることが多いんです。もしかしたら、最後にワクチンがダメ押ししたかもしれないけど、基本は老衰の流れのなかにあるので、ワクチン死として報告しない。老衰のように亡くなった高齢者のご家族も、国への報告を望まないことが多いのではないでしょうか。

鳥集　長尾和宏先生もワクチン接種後に急に具合が悪くなって、食欲がなくなり1、2カ月後に亡くなった高齢者が何人かいると話しておられました。しかし、自然死と区別がつかず、因果関係がわからないので報告されていないケースが多いだろうと。

森田　そんな例は、枚挙にいとまがないでしょうね。

報告しなくても何のペナルティもない

鳥集　一方でいしいじんぺい先生は、接種したその日、テレビを見ている間に亡くなった高齢者がいると話しておられました。しかし、国に報告を上げようとしたら、当局から「因果関係もわからないのに、勝手に報告するな」と言われたそうです。それ以降、副反応疑いがあっても、事実上、報告できなくなったと。

森田　え？　本当ですか。それは大問題ですね。

鳥集　私も聞いていて衝撃でしたが、森田先生のまわりでは報告を上げるなという圧力がかかっているといった話を聞いたことはありますか。ツイッターでは、ある地方の医師会が、組織的に報告を上げないよう会員に伝えているといった、真偽不明の噂も流れていました。

森田　私は医師会に入っていないので、そういうことは聞いていないです。ただ、それくらい現場の裁量に任されているということなんですよ。報告することもあるし、報告しないこともある。そのことは、一般の人にはあまり知られていないのではないでしょうか。本当は、報告するなという圧力をかけてはいけないはずですが、報告をしなくても、何のお咎《とが》めもないのが事実ですから。

現時点で1200件以上もの接種後死亡が報告されていますが、ワクチンとの関係を疑わざるを得ないケースが本当は山のようにあるはずです。それは間違いありません。

鹿児島ではコロナ感染死と報告された半数以上が他の死因

鳥集　なぜ医師が報告しないという判断に傾きがちなのか。死亡例が増えれば増えるほどワクチンを怖がって、打つ人が減るのではないかと危惧していることもあるのではないでしょうか。

一方で、鹿児島県のニュース[*2]は衝撃的でしたよね。コロナ感染死と報告された事例の半数以上が、実はコロナが直接死因ではなかったという。

森田　半分以上ですよ。びっくりしましたよね。まさかあんなに多いとは思わなかったです。じゃあ、現在（2021年10月）、コロナ感染死として計上されている約1万8000人のうち、半分はもしかしたら嘘というか、他の死因だったのかもしれない。
これも全国のデータが公表されてないんです。鹿児島県が出せるのなら全国でも出せるはずなのに。厚労省は何をやってるんだろうか。ほんとに。

鳥集　コロナが直接死因で亡くなった人が本当は何人なのか、そのうちワクチンを接種した人は何人なのか、そういうデータを知りたいですよね。しかし、そういうデータですらまったくわからない状態です。時々、どこそこの県でこの日にコロナで何人が死んで、そのうちワクチン接種していなかった人が何人いたといった報道は目にしますが、そういった断片的な情報では、全体を把握することができない。

森田　そのとおりです。ピンポイントで毎日のデータが出るのはいいことなんです

＊2　鹿児島県のニュース……2021年9月21日、鹿児島県が県内で新型コロナウイルスに感染して「死亡」と発表された人の死因を初めて公表した。それによると、同月9日までに県内で死亡した人は55人だったが、新型コロナが直接死因だったのが27人で、残る28人は基礎疾患の悪化などが原因だった（鹿児島ニュースKTS「鹿児島県　新型コロナ感染者で『死亡』発表の事例統計を公表」Yahoo!JAPANニュース2021年9月21日）

が、俯瞰的に判断できるデータがほしいですよね。今は陽性者数が落ち着いていますが、これから第6波が来るかもしれない。それに備えておくべきですから。

第5波が急速に収束したのはなぜか？

鳥集　第5波は2021年8月20日に全国で2万5851人とピークを迎えた後、陽性者が減って、この（2021年）10月は全国で一日数百人、都内でも数十人という低水準で推移しています。これだけ陽性者が減った要因はなんだと思いますか。

森田　陽性者が減った本当の要因は、誰にもわかりません。私のいる鹿児島は0とか1人とかですし、ずっと感染爆発していた沖縄も十数人ですよね。全国的にこんなに減るなんて、誰も予想できなかった。

ただ、私の考えはあります。実は国立感染症研究所が公表しているデータによると、感染の波ごとに主に検出されるウイルスの株（変異体）が違うんです（「新型コロナウイルス　ゲノムサーベイランスによる系統別検出状況」（国内　新型コロナゲノムの PANGO lineage 変遷〈2021／10／08 現在〉）

新型コロナウイルス
ゲノムサーベイランスによる系統別検出状況

国内 新型コロナゲノムのPANGO lineage変遷（2021/10/08現在）

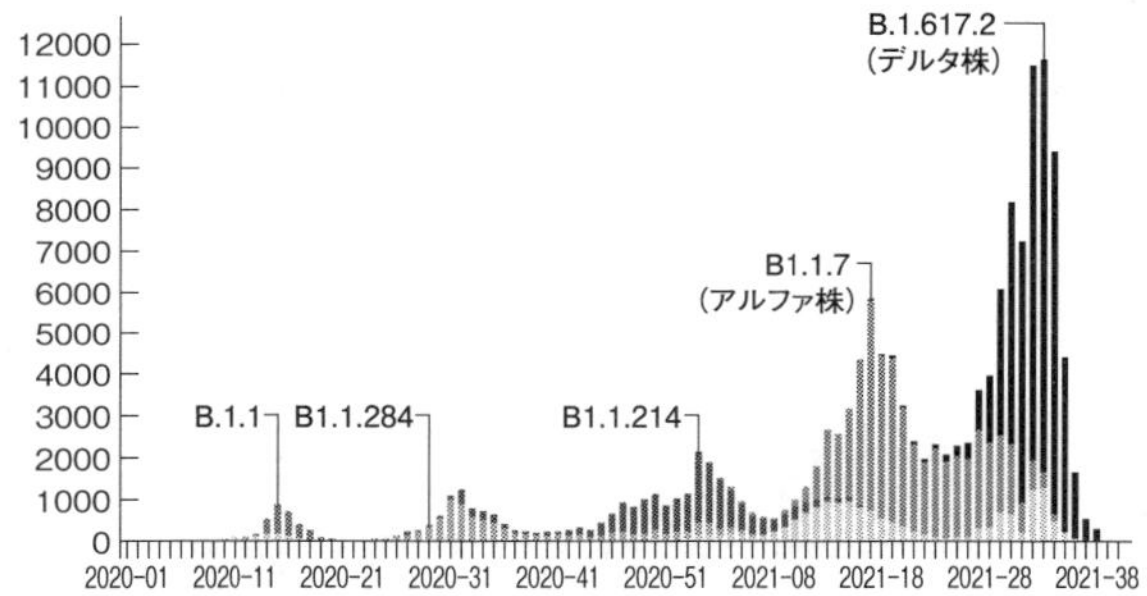

※国立感染症研究所のデータを改変

結局、変異が起こるたびに日本中にウイルスが行きわたって、感染しやすい人に感染して、弱い人が重症化して、それが席巻し終わると収束するということを、繰り返していると考えるのが、一番説得力があるのではないかと考えています。もちろん、本当のところは私にもわからないですが。

鳥集　つまり、ワクチン接種が進んだことも収束の一因だと話していた専門家がいましたが、それは眉唾だということですね。

森田　そうです。日本だけ見ると、そう言えるかもしれないけれど、世界的に見るとワクチン接種率が高くなるにつれて収束するという動きにはなっていません。いずれにせよ、第5波を起こしたデルタ株はこれで終わった可能性が高い。次の変異体が出てくると、またコロナが流行るのかもしれません。

鳥集　ウイルス学者の宮沢孝幸先生も、ほぼ同じことをおっしゃっています。流行している変異体に国民が一通り感染し終わったら収束するということを、繰り返しているだけではないかと。少なくとも、ワクチンによる収束説は、接種率が高い高齢者だけでなく、接種率が低い若年層も同時に減った理由をうまく説明できない。ましてや、人流が抑えられたからだとか、飲食店の時短営業のおかげだというのは、絶対違うと思います。都心の人出は以前と変わらず、ずっと多いのです。それに2021年9月30日に緊急事態宣言が全国的に解除されて、夜の街が活気を取り戻しましたが、それから2週間以上経って東京都の陽性者が増加したという事実もありません。

ウイルスの世界を「見える化」した弊害

森田　感染の波ごとに、流行するウイルス株が異なるというデータを見ると、今までのインフルエンザもどうだったんだろうと思います。インフルエンザは毎年何千万人感染するといわれていますが、全員症状が出るわけではありません。たぶん、ほとんどの日本人がウイルスに曝されているはずです。それでも毎年流行るわけですから、インフルエンザウイルスも感染の波ごとに変異を繰り返しているのかもしれない。

そういうことすら、今までわかっていなかったんです。特定の感染症に対して、こんなにたくさんPCR検査をするとか、ゲノム調査を行うといったことを、一切やってこなかったから。もしかしたら、人類はパンドラの箱[*3]を開けてしまったのかもしれない。ウイルスの世界を「見える化」したら、こういうふうに、さまざまな

＊3　パンドラの箱……ゼウス（ギリシャ神話の最高神）がパンドラ（人類最初の女性）に持たせた、あらゆる災いの詰まった箱（本来は壺）。彼女が地上に着いたとき好奇心から開けたところ、すべての災いが地上に飛び出したが、急いでふたをしたので希望だけが残ったという（デジタル大辞泉より）

恐怖が生まれてしまった。

でもよく考えたら、コロナで亡くなった人は、今年に入って1万4000人くらいですよね(2021年10月現在)。しかも、コロナ感染死は水増しされている可能性が高い。だとすると、インフルエンザと大して変わらないのではないか。今までと同じようなウイルスだったのに、蓋を開けてみたら、すごく怖く見えただけではないのか。

鳥集　新型コロナ以外のウイルスが流行したら、このように「見える化」することによって、また恐怖が煽られてすぐにパンデミックというか、インフォデミック[*4]が起こるかもしれませんね。

森田　研究調査をしてパンドラの箱を開けてしまうことが悪いのではなくて、それで恐怖を植え付けてしまうことが悪いんです。きちんと正確なデータを基に国民全体で議論をする。その過程があれば、スウェーデンやデンマークのように冷静に判断ができる。そこが大事じゃないかなと私は思います。

子どもはワクチンを打ってもメリットがほぼゼロ

鳥集　森田先生は、ワクチンを打つか打たないかを判断するために、どのようなデータが必要だと思いますか。

森田　まずは性別、年齢別のコロナ感染死者数とワクチン接種後の死亡数を見ることですね。とくに年齢は重要で、若い人と高齢者とでは、リスクが明らかに違います。それらのデータをしっかり見比べながら、一人ひとりが慎重な判断をするべきです。

それから、地域性も考慮する必要があるかもしれない。東京では若い人のコロナリスクはちょっと高いかもしれないけれど、人口が少ない県では、コロナにかかるリスクがほとんどないかもしれない。

いずれにせよ、健康な未成年に限っていえば、コロナ感染死はゼロです（202

＊4　インフォデミック……不確かな情報が伝染病のように広がり、社会が混乱すること。情報（information）と伝染病（epidemic）を組み合わせた造語。

1年10月現在)。ですから、そういうことも、とくに保護者の方々には知っておいてもらいたいです。

鳥集　子どもはコロナで死ぬことはまずないから打たなくていいと言う一方で、高齢者は明らかに重症化予防効果があるから打ったほうがいいと勧める医師が多いように思います。これについてはどうお考えですか。

森田　私個人としての考えはあるんですが、診療現場で患者さんに説明するときには、違うスタンスで臨んでいます。というのも、私個人の考えを先に言ってしまうと、患者さんがそちらに誘導されてしまうからです。ですので、ワクチンの相談をされたら、まず「あなたはどう思っていますか」と、患者さんのお話を聞きます。そして、それに対して、私は基本的に賛成します。それでワクチンを打ちたいと言えば、「そうですよね、コロナ怖いですもんね」と返します。私は、まず患者さんのお話を傾聴して、それに共感の意思を示して、それを尊重して医療行為を決めるという臨床スタイルを貫いているんです。

ただ、それとは別に私の意見として話すと、高齢者に勧めるつもりはありませんが、打ちたい人は打ってもいいかなと思っています。先ほども言ったとおり、ワクチンの効果はある程度わかっていますが、副反応のリスクを評価できる医学的なデータが出ていないので、なんとも言えない。なので、高齢者については、よくわからないけど打ちたいなら別に反対もしないし、打ちたくないならそれも尊重するというのが、私の意見です。

鳥集　若い人はいかがですか？

森田　若い人、とくに子どもは打つべきではないと思っています。だって子どもはコロナのリスクがほぼゼロに等しいんですよ。リスクがないということは、ワクチンを打ってもメリットがほぼゼロということです。それなのに、副反応があるかもしれないですよね。しかも、確率はかなり低いかもしれないけれど、心筋炎のような決して軽くない副反応も報告されている。ロシアンルーレットみたいなものじゃないですか。

「まわりの人を守るために、10代のワクチンも検討しましょう」といった医師の意見も目にしますが、それはほんとに大人のエゴだと思います。子どもに接種を勧める理由のひとつとして、子どもの間で流行ると大人にもうつってしまうといわれますが、大人の利益のために子どもに犠牲を強いるのであれば、大人は子どもに土下座してお願いすべきだと思います。子どもにも打つべきだなんて、何を上から目線で言ってるの。ほんとに腹立たしいです。

「子ども自身の命を守るため」と言う人もいますが、そもそも子どもたちは、自分の免疫でコロナを撃退できている。ならば、コロナにかかって自然免疫を獲得したほうがいいわけで、子どもにワクチンを打つメリットなんて、まったくありません。

サリドマイドも因果関係がわかるまで数年かかった

鳥集　怒ってますね。

森田　激おこですよ。でも、子ども自身が打ちたいと相談に来たら、「受験とかいろいろあるんだよね」と、まずは傾聴して共感を示します。臨床はまた全然別ですから。

鳥集　未成年の人たちだけでなく、20代、30代の人もいます。若い人というのは、具体的に何歳くらいまでを指しておられますか。

森田　妊娠、出産の可能性がある人たちは、女性だけでなく男性も、接種するかどうか慎重に判断したほうがいいと思います。

鳥集　いわゆる、生殖可能年齢の人たちですね。

森田　そうです。ワクチン接種によって、卵巣や精巣、それから胎児にどんな影響があるのか、まったくわかっていません。ワクチンとの関連性が濃厚な接種後死亡事例ですら「因果関係不明」で片付けてしまうような日本で、ほんとに科学的な評価に耐える副反応、副作用のデータが集まるのか。

サリドマイド（29ページ参照）のように、見た目にわかる奇形だったらすぐ問題が明らかになりますが、見た目でわからない脳や臓器の障害だってあり得ます。だとしたら、10年くらい経たないと、わかってこないかもしれない。サリドマイドでさえ、因果関係がわかるまで発売から4、5年かかったんですから。

鳥集　政府や産婦人科学会、こびナビのようなワクチン推進組織もそうですが、「不妊や流産が起こる」というのはデマで、そういうリスクはきわめて低いと言っているわけですが、本当にその後、不妊になるのか、流産率が上がるのか、あるいは奇形率が上がるのかということは、何年も経たないとわかりませんよね。

わからないことを「わからない」と正直に言うのが科学

森田　ワクチンを接種した妊婦を調べた論文（61ページ参照）に基づいて、たぶん大丈夫だろうと言っているわけですが、短期的なデータにすぎません。リアルワールドの長期的なデータとは、また違いますからね。

ワクチンの治験データとリアルワールドのデータが違っているように、「理論上起こるはずがない」とか「RCT（ランダム化比較試験）で有意差がなかったから大丈夫」という話はけっこう眉唾で、リアルワールドで「何年後も大丈夫」という保証はまったくないわけです。そこはちゃんと切り分けて考えておかないと。わかっていることもあるけれど、わかっていないこともある。それを「わからない」と正直に言うのが、科学なんですよ。

鳥集　おっしゃるとおりです。

森田　わからないことをわからないとちゃんと言わず、わかっている部分ばっかり強調するのは、卑怯だと思います。

鳥集　産婦人科学会や一部の医師たちが、一時期妊婦さんへの接種を強力に勧めていました。妊婦さんは「コロナにかかると重症化するリスクが高い」というのが、その理由です。

森田　妊婦さんの重症例はあったのかもしれません。ただ、コロナにかかったとしても、やはりほとんどが軽症のはずなんです。なぜコロナだけ特別扱いするんでしょうか。意味がわかりません。

鳥集　産婦人科学会の研究班調査によると、２０２１年７月末までに全国からコロナ陽性と報告された妊婦さん１８０人のうち、中等症は44例。重症例は３例でした（出口雅士、山田秀人「国内でのＣＯＶＩＤ－19妊婦の現状～妊婦レジストリの解析結果」〈２０２１年９月15日付中間報告〉）。報告漏れがあるかもしれませんが、１年に80万回ほどの出産があることを考えると、重症化することはまれと言えるのではないでしょうか。結局、妊婦さんがコロナ陽性になると、隔離が必要になるなど、医療機関としては面倒なことになるからだと考えられます。人工的に早産させる例もあると聞きました。

森田 あれ、ひどいですよね。私も妊娠した患者さんから、「コロナにかかったら帝王切開になると言われた」[*5]という報告を何度か受けました。なんでそんなことになるかというと、社会全体が過剰反応しているために、産婦人科業界としても、それに対応せざるを得なかったのだと思うのです。

最初に恐怖を植え付けたのは、ほんとによくなかった。人を動かすのには、恐怖を使ったほうが簡単なんです。犯罪やテロだってそうじゃないですか。でも、北欧の国々は恐怖を与えるのではなく、正確なデータを伝え、冷静に議論したうえで、コロナ対策を決めたんです。

デンマークはロックダウンしたけど、スウェーデンはしなかった。しかし現在は、両国ともロックダウン政策をやめて、国内での接種証明の要求も、マスクの着用義務も廃止しました。冷静に議論したうえで決定されたコロナ政策なら、そこからすぐ抜けられるんですが、日本の場合は恐怖で動いているので、なかなか抜け出せない。

小児科学会が反対の声を上げるべき

鳥集　スウェーデンとデンマークは２０２１年10月6日、世界でもいち早く若年層へのモデルナワクチンの使用を停止しましたよね（スウェーデンは30歳以下、デン

＊5　コロナにかかったら帝王切開になると言われた……「出産間近のおみさん（記事の登場人物の名前）。帝王切開での出産を予定しており、既に手術や検診もすべて予約済みの状態です。通常時であれば、あとは手術の日を待つのみ……という状況ですが、このご時世ならではの疑問が頭をよぎります。それは、もしおみさん本人や、家族がCOVID－19（新型コロナウイルス感染症）にかかったり濃厚接触者になってしまったら、出産はどうなるのか？　ということ。おみさんが思い切って質問をすると、医師は『ここでの出産は無理、すべて保健所の指示に従ってもらうことになる』と回答します。おみさんが出産予定のこの病院は、比較的大きな総合病院。『それ以外の場所で産む』という選択肢を想定していなかったおみさんは、漠然とした不安に襲われます。加えて、医師は『コロナウイルスにかかった場合は、即帝王切開になる』ということも教えてくれます。妊婦さんには使える薬が限られるため、そうした判断になるとのこと。つまり、おみさんが今コロナウイルスに感染したとなると、知っている先生のいない初めての場所で早産で出産しなくてはいけなくなるのです。」（ねとらぼ「妊婦さんがコロナにかかったら？→医師『即帝王切開です』　出産を控えたママがコロナ禍出産の現実を描いた漫画に『全人類読むべき』と反響」Yahoo! JAPANニュース２０２１年8月16日）

マークは18歳未満)。まれですが心筋炎や心膜炎を発症するおそれがあるというのが、その理由です。そもそも、森田先生もおっしゃるとおり、子どもにワクチンを打つメリットはありません。それに、数で見るとモデルナ製よりもファイザー製のほうが10代の接種後重篤例は多いのです。[*6]

日本小児科学会は、子どもへのワクチン接種に対して、「慎重に実施することが望ましい」としながらも、「12歳以上の健康な子どもへのワクチン接種は意義があると考えています」との見解を出しています(公益社団法人日本小児科学会予防接種・感染症対策委員会「新型コロナワクチン〜子どもならびに子どもに接する成人への接種に対する考え方」2021年6月16日・同年9月3日改訂)。小児科学会が、子どもへのワクチン接種に反対、あるいは控えるべきと言わないのが不思議です。

森田　たぶん、日本の社会全体が恐怖に包まれていて、そちらの方向に流れされているので、政府もマスコミも学会も抗えないんだと思います。たぶん学会でも、「子どもにワクチンを打つべきではない」と主張している先生は多いと思うんです。とくに小児なんて、誰がどう見てもメリットないですから。

私も、小児科学会が反対の声を上げるべきだと思います。子どもを守るのが小児科学会の役目であって、社会全体におもねるのが仕事じゃない。子どもにとって、コロナが脅威じゃないことは、小児科の先生だったら全員が知っているはずです。コロナのことはよくわかってきたが、ワクチンのことはよくわからない。だったらやめろというのが、当たり前じゃないですか。子どもを守るんだったら、ワクチンから守れよと。社会にだか、他の学会にだかよくわかりませんが、忖度しまくって自分の意見を出さないのは卑怯です。

＊6　ファイザー製のほうが10代の接種後重篤例は多い……10～19歳の接種後重篤事例はファイザー製が304万回接種に対して63例、モデルナ製が約96万回接種に対して27例。死亡はファイザー製のみ2例報告されている（第69回厚生科学審議会予防接種・ワクチン分科会副反応検討部会、資料2－1－1「予防接種法に基づく医療機関からの副反応疑い報告状況について」2021年10月1日）

「反ワクチン」というレッテル貼り

鳥集　それが次の問題につながっていくと思うんです。つまり、森田先生がお話されている内容は、そんなに過激な話でも何でもなく、当たり前の話だと思うんです。

森田　普通ですよね。

鳥集　それなのに、森田先生が今のようなツイートをすると、「反ワクチン」と攻撃してくる人がいる。それに対しても、言っておきたいことがあるのではないですか。

森田　私は反ワクチンではありません。自分の子どもたちにも全部ワクチンを打たせているし、私もインフルエンザのワクチンを毎年打っています。反ワクチンというワードで攻撃してきたら、全部スルーかブロックかという感じでやり過ごしている。あまりにも実態とかけ離れたことを言われているので、精神的にはそんなに堪えないですね。

鳥集　そこなんです。つまり、反ワクチンという言葉が、レッテル貼りに使われてきた面がある。インフルエンザワクチンも、子宮頸がんワクチンも、賛否さまざまな考えがある。子宮頸がんワクチンには賛成だけど、コロナワクチンには反対という人も多いですよね。もちろん、ワクチン全体を疑問視する考えがあってもいいと私は思うんですが、原則としては、それぞれ違うワクチンなんだから、それぞれのデータを客観的に見て、個別に評価を下すべきだと思うんです。

それを踏まえたうえでコロナワクチンに関して言うと、森田先生が話していることは、データを客観的に見れば本当にそのとおりで、過激思想でもなんでもありません。ところが、それでもこのワクチンに異論を唱えると、反ワクチンというレッテルを貼って攻撃する人たちがいる。とくに医療界の中にいると、余計それが強いのではないかという気がするんです。

森田　強いですね。ワクチンを推奨しようという業界全体の流れがあるので、ちょっとでも疑問を呈すると、極端なレッテルを貼って、一括りにして除外するような傾向が確かにあります。

「ワクチンを打つと腕に磁石がくっつく」とか、「マイクロチップが入っていて監視される」といったデマを反ワクチン派が流していると、一時期しきりに報道されましたよね。モデルナワクチンに金属の異物が混入する事件があったので、もしかしたら磁石がくっつくのは本当かもしれないけど（笑）。そういう極端な例を最初に出して、「こいつらはこんな変なことを言う奴らだ」とまずレッテルを貼る。そのあとに、「不妊になるというのもデマだ」と言うわけです。でも、「不妊にはならない」というのもデマですからね。まだわからないのですから。デマと言ってるほうが、デマを流している。

あいつらの言うことは全部デマだとレッテルを貼って議論を封じようとする。そういうプロパガンダですよね、これってね。

鳥集　私もそう思います。

『鬼滅の刃』と医療業界

森田　それについては、本当に私は腹立たしく思っています。しかも、医療業界全体に、ワクチンを疑問視することを許さない空気が流れている。

私はこれを「鬼化（おにか）した」と言ってるんです。漫画の『鬼滅の刃』の鬼です。医療業界に身を置くと、何も考えずにその流れに乗っていたほうが楽なんですよ。でも、自分の頭で考えるのが、私たちの役割というか、医師のアイデンティティじゃないですか。でも、この私でさえ、自分で考えずに業界の流れに乗っていたほうが楽かなと思う時がたまにある。そんな時、私はこう思うようにしてるんです。「こいつらみんな鬼だから仕方がないな」と。『鬼滅の刃』、読みました？

鳥集　私はあんまり漫画を読まないので、詳しくは知らないんです。鬼に襲われたら、鬼になってしまうんですよね。

森田　そうなんですが、あともう一つ大事な要素があって、鬼の組織の一番上に「鬼舞辻無惨（きぶつじ・むざん）」という大将がいるんです。この鬼の組織は、一回鬼になったら抜けられないし、トップの言いなりになる。自分がないんです。これが鬼の組織なんです。

それに対抗する「鬼殺隊」というのが、人間の組織です。主人公の竈門炭治郎が入ってる。こっちのほうも、親方様という大将がいるんだけど、鬼殺隊は抜けられるんです。自分の意思で入れるし、自分の意思で抜けられる。なので、元鬼殺隊というキャラクターがいっぱい出てくる。つまり自分として生きてるのが鬼殺隊で、鬼化したら自分がなくなってしまうわけです。私はまだ鬼殺隊だけど、世間の意見に流されてるドクターたちは、もう鬼なんだなと。そう思うようにしてるんです。

鳥集　なるほど。医師というのは、ものすごく勉強をして医学部に入るわけです。たとえ世界的に権威ある医学誌の論文であったとしても、批判的吟味をして、自分の頭で考えて、最終的に患者を守るために最善の医療行為を選び、多くの人々が幸せであるように情報を発信する。それが、医師に対する社会の期待としてあると思うんです。しかし、それだけの能力がある人たちでも、自分を失って、鬼になるんですか。

森田　鬼になってしまうんです。私も、こんなに多くの医師が鬼になるとは思っていなかった。もっと鬼殺隊の仲間がいるだろうと思っていたら、ほとんどいなかったですね。みんな、大学、学会、病院、医師会等々、いろんな組織のしがらみがあるので、本音を言いにくいというのがあるのでしょう。私はそういうのが一切ない。

SNSがネガティブ情報の封殺を防いだ

鳥集　そういう意味でいうと、医師会に所属しているのに、あんなふうに忖度なく発言できる長尾先生は強いですね。

森田　長尾先生も私もですが、忖度しないですもんね。

鳥集　でも、忖度なく実名で発信する医師がもっとたくさん出てこないと、医療界の状況は変わりようがないと思います。それに、科学が科学であるためには、レッテルを貼って、一方の議論を封殺しようとするのではなくて、自由に発言したり討論したりできることが、何より大事です。

森田　本当にそのとおりです。そういう意味では、SNSが発達しているおかげで、まだマシなのかもしれないですけど、SNSがなかったら、私なんかも発信できないし、完全に戦争中のような雰囲気になっていたでしょうね。

鳥集　新聞やテレビ、ラジオしかない時代だったら、ワクチンのネガティブな情報は完全に封殺されて、もっと恐ろしいことになっていたと思います。

森田　私なんか、赤狩り[*7]にあっていたかもしれない。

鳥集　私はすでに投獄されているでしょう。
森田　そうかもしれないです。

ブースター接種をすべきなのか？

鳥集　今後、このワクチン接種を続けていくべきなのかどうかという問題もあります。11月から3回目の接種が始まりますが、半年以上前に打った医療従事者や高齢者はブースター接種をしたほうがいいのか。それ以外の人たちへの接種を続けるべきなのかどうか。
森田　とにかく、いつの時点でも、立ち止まって考えるべきなんです。考えることを放棄したら、鬼になってしまいますから。世間のみんなが打ってるから自分もするというのは、鬼と同じです。主体性を持つことが大切です。
鳥集　森田先生も私もまだワクチンを打っていません。そういう人間のほうが、実は悩むことが少なく、気楽です。一方で、ワクチンを打った人のなかには、副反応がつらすぎて、あれをまた打つのかと、不安に思っている人がたくさんいるのではないでしょうか。

森田　山のようにいるでしょうね。ただ、アニメの鬼と違って、ワクチンを打ったとしても本当に鬼になったわけではないですから、いつでも自分で考えて、主体性を取り戻すことができる。自分の年代のコロナ感染死や、ワクチン接種後死亡などのデータをしっかり見て、世間の流れがどうだろうと気にせず、自分の意思を押し通せば、それでいいんです。

でも、そこに恐怖を感じるんでしょうね。世間の流れに逆らうことに抵抗がある

＊7　赤狩り……国家権力が共産主義者や社会主義者を弾圧したり、身柄を拘束したりすること。日本では、社会主義勢力が権力を奪ったロシア革命（１９１７年）に危機感をもった政府が、１９２５年に成立した治安維持法に基づいて、社会主義者や自由主義者に対する激しい弾圧を行った。また、戦後は連合国軍占領期、ＧＨＱ（連合国軍総司令部）総司令官ダグラス・マッカーサーの指示により、共産党員やシンパ（支援者・同調者）が公職追放されたり、企業を追われたりする「レッド・パージ」の嵐が吹き荒れた。共産党が赤い旗をシンボルとしたことから、共産党員やシンパのことを「アカ」と蔑称するようになった。

んだと思うんです。しかし、あなたの体はあなたのものなんですから、世間に流されずに、しっかり考えて、適切な判断をしてほしいですね。

もりた・ひろゆき●1971年、神奈川県生まれ。南日本ヘルスリサーチラボ代表。日本内科学会認定内科医、プライマリーケア指導医。一橋大学経済学部卒業後、宮崎医科大学医学部入学。宮崎県内で研修を修了し、2009年より北海道夕張市立診療所に勤務。同診療所所長を経て、鹿児島県で研究・執筆・診療を中心に活動。専門は在宅医療・地域医療・医療政策など。20年、鹿児島県南九州市に、ひらやまのクリニックを開業。医療と介護の新たな連携スタイルを構築している。著書に『日本の医療の不都合な真実 コロナ禍で見えた「世界最高レベルの医療」の裏側』(幻冬舎新書)、『うらやましい孤独死―自分はどう死ぬ? 家族をどう看取る?』(フォレスト出版)などがある。

終章

データから見える新型コロナワクチンの「真実」

鳥集 徹（ジャーナリスト）

ベネフィットとリスクは「年代別」に比較考量すべき

最後に、私自身の考えを述べます。

新型コロナワクチンを打つべきかどうか、何を基準に判断するのがいいでしょう。接種によって得られるベネフィット（益）が、リスク（害）を上回るかどうかで判断するのが、もっとも合理的だと私は思います。

つまり、冷たく聞こえるかもしれませんが、ワクチン接種後に死亡する人や障害を負う人が一定数出たとしても、ワクチンによって助かる人のほうが圧倒的に多ければ、「打ったほうがいい」という判断ができるということです。

もう一つ大事なことは、新型コロナウイルスのリスクは年代によってかなり異なることです。これまでの統計から、コロナ感染死は若い人ほど少なく、高齢者ほど多いことがはっきりしています。ですから、ベネフィットとリスクは、「年代別に比較考量すべき」ということが言えます。

現在、日本で主に使用されているファイザー製とモデルナ製のワクチンは、海外での治験（第Ⅲ相試験）で「発症予防効果が約95%」と発表されました。しかし、イスラエルなど接種先行国のデータを見ると、効果は月日が経つにつれて落ちています。そのため、実際にどれだけコロナ感染死を防げるのか定かではありません。

一方、ワクチン接種後の死亡事例は、厚生労働省の予防接種・ワクチン分科会副反応検討部会で検討されていますが、現在までのところ「因果関係が認められる」と評価された事例は一例もありません。一部に「因果関係はない」と断定されている事例もありますが、ほとんどは因果関係があるのかないのか、判断されないままになっています。

ですから、厳密に言えば、現在公表されている統計データでは、ワクチンのメリットとデメリットを科学的に比較考量することはできません。

しかし、そんなことを言っていたら、いつまでたっても判断することができません。なので、単純にベネフィットとリスクを比較するために、まずはワクチンを打てば100％死亡を免れると仮定します。一方、ワクチン接種後の死亡および重篤事例も、厚労省に報告された数をそのままリスクとして採用することとします。

10代のコロナ感染死は2人、接種後の重篤事例は90人

表1を見てください。左の列は9月28日時点のコロナ感染死の累計、右の2列は9月12日報告分までのワクチン接種後の重篤および死亡事例の年齢別報告数です。集計の日付が2週間ほどずれていますが、傾向をつかむにはこれで十分でしょう。

まず、20歳未満を見てみましょう。9月28日までにコロナ感染死としてカウントされているのは2人です。ただし、10代の死者は2人とも重い病気を患っていたと

表1　コロナ感染死者数とワクチン接種後重篤および死亡事例の比較

		ワクチン接種後	
	コロナ感染死	重篤	死亡
10代未満	0	0	0
10代	2	90	2
20代	21	474	11
30代	71	532	11
40代	247	663	22
50代	698	512	44
60代	1,472	494	75
70代	3,953	761	213
80代以上	10,089	1,225	535

＊コロナ感染死は2021年9月28日24時時点の速報値
＊ワクチン接種後の重篤および死亡は2021年9月12日報告分までのファイザーおよびモデルナワクチン合算値

報道されています。ですから、普通に健康な中高生や小学生がコロナで亡くなることは、現時点ではまずないと考えていいでしょう。

にもかかわらず、接種後の重篤事例が90人も報告されています。さらには、接種後の死亡もコロナ感染死と同数の2人となっています。10代は接種で得られるベネフィットよりも、リスクが明らかに上回ると言わざるを得ません。

なお、9月22日時点での10代（12～19歳）の接種率は1回目が37％、2回目完了が17％と公表されています。このまま接種する人が増えれば、さらに

2倍、3倍の接種後死亡および重篤事例が出るでしょう。にもかかわらず、なぜ健康な中高生や小学生にまで接種させようとするのか、私にはまったく理解できません。

次に20代です。この年代のコロナ感染死は21人です。にもかかわらず、接種後に重篤となった人が474人もいて、死亡も11人と、コロナ感染死の半数を超えています。この年代の接種率は1回目が47％、2回目が30％なので、接種する人が増えれば、接種後の死亡がコロナ感染死を上回る可能性は十分あります。それ以上に、474人も接種後に重篤となった人がいることを無視してはいけません。これを考えると、20代も接種によって得られるメリットはなく、副反応のリスクがベネフィットを上回っていると言わざるを得ません。

30代以降は、接種後の死亡よりコロナ感染死のほうが大きく上回っています。これだけを見ると、接種で得られるベネフィットがリスクを上回っていると言えるかもしれません。しかし、40代まではコロナ感染死より、接種後の重篤数のほうが上回っています。ワクチンによってコロナ感染死を免れるかもしれませんが、深刻な健康被害を許容していいのかどうか、慎重に判断すべきです。

50代以降はコロナ感染死が、接種後の重篤数、死亡数とも上回ります。ですから、これだけを見ると「50代以降には接種のメリットがある」と言えるかもしれません。実際、若年層の接種には反対でも、50代以降や高齢者には打つべきだと主張している医師や識者がたくさんいます。ただ、これはデータの捉え方によって変わってきますので、あとで改めて検討します。

「コロナ感染死」の実態

まとめると、ワクチン接種によって得られるベネフィットと、接種後にあり得るリスクを比較考量した結果、次のように判断することができます。

①10代、20代には接種によって得られる個人的メリットはほぼなく、むしろ接種後に重篤になるリスクもある。原則的に打たないほうがよい。
②30代、40代は接種することによってコロナ死を免れるかもしれないが、健康被害

を受けるおそれもある。接種すべきかどうかは慎重に考えるべき。

③50代以降はコロナ死亡数が接種後死亡数も重篤数も上回るので、接種するメリットがあるかもしれない。

しかし、接種をするかどうかをこの統計データに基づいて判断するには、もう少しさまざまな前提条件を考慮する必要があります。

まず、コロナ感染死の中身です。前述のとおり、コロナ感染死は年齢が高くなるほど多く、60代以上が9割を占めています、とくに80歳以上が6割以上と、後期高齢者（75歳以上）がかなり多いことが見て取れます。

後期高齢者と言っても元気な方が多く、そのような人もコロナで亡くなっているのは事実です。しかし、80代、90代ともなると、コロナでなくても、ちょっとした風邪や誤嚥性肺炎で亡くなってしまう、体力の衰えた人が多くなります。実は公表されているコロナ感染死には、そのような人がかなりの割合で含まれている可能性があるのです。

実際、次のような報道がありました。深刻な医療危機に直面していた札幌市を援助するため動員された厚生労働省ＤＭＡＴ（災害派遣医療チーム）の事務局が、援助期間（２０２０年11月8日〜21年1月21日）のデータを分析しました。その結果、札幌市内で発生したコロナ感染死（２２３人）の76％が、病院・施設にいた人だったというのです。

さらに、クラスターが発生し、その後亡くなった人に限って感染した場所を調べてみると、療養型病院が半数を占めており、市内で亡くなったコロナ感染死（２２３人）の45％が「寝たきり状態」だったそうです。

「もともと状態がよくなくて最後の死因がたまたまコロナだった死亡」を、このデータを分析したＤＭＡＴ事務局の近藤久禎次長は「最後の一滴死亡」と名付けています。札幌では、コロナ感染死とされた人のなんと半数近くが、この「最後の一滴死亡」だったのです（瀧野隆浩・毎日新聞社会部専門編集委員「コロナ死亡患者の4割が『元々寝たきり』の波紋」東洋経済オンライン２０２１年4月21日）

また、次のような驚くべき事実も報道されています。

2021年9月21日、鹿児島県が県内で新型コロナに感染して「死亡」と発表された人の死因を初めて公表しました。同県で発表されたコロナ感染死は、9月8日までの累計で55人でした。ところがそのうち、新型コロナが直接の死因だった人は27人で、残りの28人は基礎疾患などの悪化が原因だったというのです(「鹿児島県新型コロナ感染者で『死亡』発表の事例統計を公表」鹿児島テレビ2021年9月21日)。

厚生労働省や各都道府県は、コロナ感染死とされた人の詳しいプロフィールや分析結果を公表していません。しかし、鹿児島県でも、半数以上が基礎疾患などの悪化が原因だったことを考えると、同県でもかなりの割合で「最後の一滴死亡」が含まれていたのではないでしょうか。

つまり、高齢者はリスクが高いと言っても、寝たきりでなく普通に元気に生活できていれば、コロナのリスクをもう少し低くめに考えてもいいかもしれないのです。

事故による死亡も死後に感染が判明すれば「コロナ死」

次のような事例も報道されています。東京都は２０２１年8月28日に新型コロナの死者を19人と発表しました。そのなかに20代が１人いたのですが、この男性は実は外傷による死亡で、死後に感染が判明したというのです（「〈新型コロナ・28日〉東京都で新たに３５８１人感染、20代を含む死者19人 重症者２９７人で最多更新」東京新聞２０２１年８月28日）。

また、２０２１年９月28日には、都内で10代の死亡が初めて確認されたと報道されました。しかし、この男性は事故で都内の病院に搬送され、死後の検査でコロナに感染していたことが判明したと伝えられています（東京新聞「〈新型コロナ・28日〉東京都で新たに２４８人が感染　死者８人、重症者１１７人　都内で初めて10代死亡」21年9月28日）。

実は、厚労省は都道府県などに対し、「新型コロナウイルス感染症患者が死亡したときについては、厳密な死因は問わない」との通知を出しています（厚生労働省新型コロナウイルス感染症対策推進本部「新型コロナウイルス感染症患者の急変及び死亡時の連絡について」令和2年6月18日)。

これによって、コロナ以外の要因で亡くなった人が、生前または死後にPCR検査で陽性と判定されたことで、コロナ感染死に計上されている可能性があるのです。先に示した例のように、とくに若い年代は、そうしたケースが多いのかもしれません。

コロナ感染死とされた人たちは、最終的に死因が見直され、後になって政府の「人口動態統計」で厳密な数字が報告されるでしょう。しかし、マスコミを通じて報告される段階では、その数が水増しされている可能性が高いのです。

これらのことを踏まえると、コロナのリスクは私たちが想像しているよりも低いと考えていいのではないでしょうか。もしかすると、コロナが直接死因と言える「本当のコロナ感染死」は、公表されている数字の半分くらいかもしれないのです。

家族が求めたのに報告されていなかったケースも

一方、ワクチン接種後の死亡および重篤事例は、表面化しているよりも確実に多いと言えます。なぜなら、それらをすべて報告することが義務にはなっていないからです。

医師向けに報告方法を解説した厚労省のページでは、「報告の対象となる症状」を、アナフィラキシー（接種後4時間以内に発生した場合）や血栓症などのほか、次のように定めています（厚生労働省「医師等の皆さまへ～新型コロナワクチンの副反応疑い報告のお願い～」２０２１年10月19日閲覧）

○医師が予防接種との関連性が高いと認める症状であって、以下に該当するもの（予防接種との関連性が高いと医師が認める期間に発生した場合が報告の対象です。）

・入院治療を必要とするもの

・死亡、身体の機能の障害に至るもの

・死亡若しくは身体の機能の障害に至るおそれのあるもの

つまり、医師が「ワクチン接種と関連性がない」と判断すれば、報告する義務は発生しないのです。このため、国に報告されていない死亡および重篤事例がかなりあるに違いないと、本書でも複数の医師が証言しています。また、家族が求めたのに報告されていなかったケースもいくつか報道されています。

たとえば、北海道の旭川赤十字病院では、接種翌日に急性大動脈解離で亡くなった病院職員の40代男性の事例について、病院の複数の医師が「接種との因果関係はない」とみて、いったん国への報告を見送ったものの、遺族の意思を受けて急遽報告したケースがありました（「接種後に死亡、報告悩む医療機関…遺族は『国に伝えて』」［コロナ最前線 ワクチン］」読売新聞オンライン2021年5月9日付）。

また、神奈川県の71歳の男性は、2021年6月9日にモデルナのワクチンを接種後、心筋梗塞で亡くなったのですが、警察の検死の結果、副作用とは無関係の突然死と診断されました。遺族は男性の死とワクチンの関連を厚労省の部会で検討されることを望みましたが、医師が「報告するケースに当たらない」と拒否。結局、遺族の抗議に医師側が折れ、厚労省に報告することが決まったと報じられています

(「近藤誠医師が警鐘『コロナワクチン〝隠れ副作用死者〟はまだいる』」NEWSポストセブン2021年7月18日付)。

有名人のケースもあります。マーケティングアナリストで信州大学特任教授の原田曜平さんの80代のお父様が2021年6月に接種後、40℃近い熱が出てわきの下が異様に腫れるなどの症状に見舞われ、救急搬送されました。

担当医はワクチンの副反応による多形滲出性紅斑と蜂窩織炎と診断しましたが、その後、原田さんの知り合いの政治家の調べで、2カ月経っても病院側が厚労省に報告を上げていないことが判明。原田さんがブログなどで、「副反応は公益情報。それをこれだけ遅れても出していない、下手すると未だに出す気がない、という状況は遅延では許されません」と訴え、ようやく報告されたそうです。

本書でインタビューした鈴村泰医師は、「2021年5月の接種後死亡の数は実際には報告されている数の1~23倍」と推計していますが、もし接種後の死亡が公表数の10倍だと仮定すると、50代はコロナ感染死698人に対して接種後死亡が440人、60代は1472人に対して750人、70代は3953人に対して2130

人、80歳以上は1万89人に対して5350人となります。

つまり、50代以上の場合でも、接種によって2人前後がコロナ感染死を免れるかわりに、1人が接種後に死亡するという、とてもハイリスク・ローリターンな状況となるのです。

もちろん、接種後死亡および重篤事例のすべてが、ワクチンが原因とは言えません。しかし逆に、ワクチンが原因でないとも断定できません。だからこそ本来は、自然発生率と比べて接種後の死亡や病気が多いのか、また、因果関係があると言えるのかを科学的に検証するためにも、一定期間内の接種後の死亡や病気の発生は、全例報告を義務とすべきなのです。

ところが、そのようなシステムを構築することなく、1年という異例の短期間で完成されたワクチンを緊急承認して、安全性を十分検証しないまま実践投入しました。私は、接種後の死亡および重篤事例とワクチンとの関連を明らかにしないために、あえて杜撰な報告システムにしているのではないかとすら疑っています。

インフルエンザワクチンの100倍以上の接種後死亡報告

このように、コロナ感染死のリスクが過大評価されている一方で、ワクチンのリスクは過小評価されています。それを考えると、厚労省や推進派の医師が主張するように、ワクチンのベネフィットがリスクを大きく上回るとは、私には到底思えないのです。

それに、偶然では片付けられない、次のようなデータもあります。

表2は、インフルエンザワクチン接種後の死亡事例報告数を、令和元年から過去10年に遡って抜き出したものです。毎年約5000万人に接種して3〜22人、平均して10人しか死亡が報告されていません。

「インフルエンザワクチンはコロナワクチンほど注目されていないから、副反応報告が上がってこないのだ」

「何千万回接種という母数では、1000も10も誤差の範囲だ」

といった、さまざまな反論があり得ます。しかし、コロナワクチンの接種後死亡報告がインフルエンザワクチンと比べて100倍以上もあるのは事実です。報告バ

表2 インフルエンザワクチン接種後の死亡事例報告数

シーズン	推定接種者数（回分）	死亡報告数
平成22年	49,460,846	22
平成23年	50,325,537	8
平成24年	50,240,735	9
平成25年	51,731,811	11
平成26年	52,378,967	16
平成27年	51,442,374	7
平成28年	52,845,556	10
平成29年	49,176,766	9
平成30年	52,511,510	3
令和元年	56,496,152	6

＊厚生労働省医薬・生活衛生局「医薬品・医療機器等安全性情報」より

イアスがあるとしても、これほどの大きな差を「偶然」と片付けていいのでしょうか。

さらにいえば、接種後に死亡した人の大半は、それまで何も問題なく普通に暮らしていた人のはずなのです。１２００人以上もの人たちが命を落としたことを、「誤差の範囲」ですませていいとは、私には思えません。

どうしてこれほど異常に多い数の接種後死亡が報告されているのか。国は「因果関係は評価できない」ですませるのではなく、利害関係のない第三者の手で原因究明すべきです。また、民主国家であるならば、野党やマスコミが原因究明を求めるのは責務だと私は思います。

有効率（発症予防率）95％の意味を知っていますか？

ところで、現在、日本で主に使われているファイザー製とモデルナ製のワクチンの有効率（発症予防率）は「95％」と広報されてきました。しかし、この効果についても、疑問符が付き始めています。

その話をする前に、そもそもみなさんは、この「95％」の意味をご存じでしょうか。これは、100人が注射したら、95人のコロナ発症が予防できたという意味ではありません。

このデータは、昨年（2020年）7月～11月の間に、海外（米国、トルコ、南アフリカ、ブラジル、アルゼンチン）で行われた治験（各国の承認を求めるための臨床試験）の結果に基づいています。この試験は、本物のワクチンを接種する群と有効成分のない偽物（プラセボ）のワクチンを接種する群とに無作為に分け、接種後に一定期間が経った後、両群の結果を比較する方法で行われました。この方法を「ランダム化比較試験（RCT）」と言います。

その結果、プラセボ群でコロナの発症者が162人出ましたが、ワクチン群では

表3 ファイザーワクチンの治験（国際共同第Ⅲ相試験）の結果

	ワクチン群	プラセボ群
接種数	18,198	18,325
発症数	8	162
発症率	0.04%	0.88%

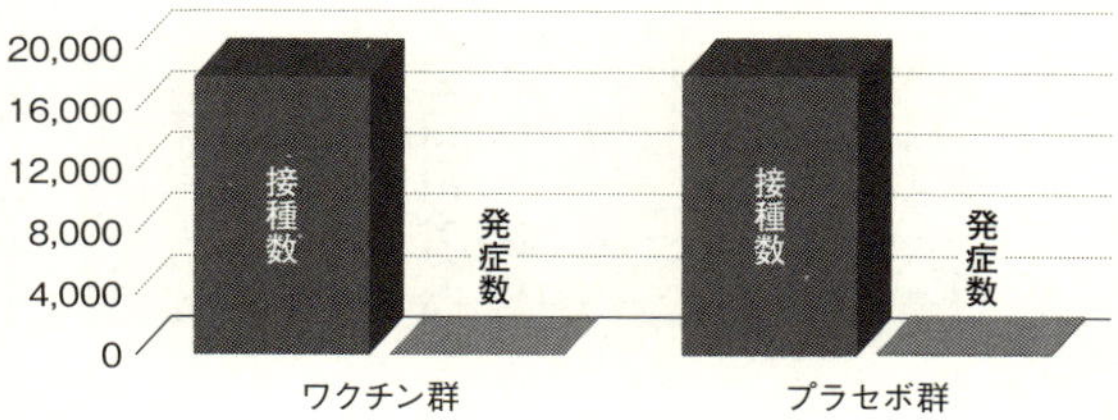

8人に減りました。この減少率を計算して、有効率が「95％」と発表されたのです（これを「相対リスク減少率」と言います）。

しかし、この数字も見方を変えるとまったく印象が変わります。実は、この試験には4万人以上の人が参加していて、最終的にプラセボ群1万8325人、ワクチン群1万8198人が解析対象となりました。それを母数として計算するとコロナの発症率はプラセボ群が0・88％、ワクチン群が0・04％となります（表3）。

つまり、ワクチンを打つと、プラセボを打った人に比べ、コロナの発症率が試験期間の3～4カ月の間に0・84％減ったというのが、この試験の結果なのです（これを「絶対リスク減少率」と言います）。裏返して言えば、99％以上の人はワクチンを打っても打たなくても、コロナを発症しなかったことを意味します。それは、表3の結果を棒グラフ（表3の下）で表すとよくわかります。

ファイザー製は1人のコロナ発症を防ぐために114人の接種が必要

もう一つ、医薬品の実力を測る指標に「ＮＮＴ」（Number needed to treat＝治療必要数。ワクチンの場合はＮＮＶ＝Number needed to Vaccinateという言葉が使われる）というものがあります。これは、1人を救うのに、何人がその医薬品を使う必要があるかを示した指標です。

それをファイザーの臨床試験のデータから計算すると、およそ「114」となります。つまり、1人のコロナ発症を防ぐのに、114人がワクチンを打つ必要があるのです。しかも、これは日本より数十倍もコロナ陽性者数の多い国での治験のデータに基づいていますから、これを日本の陽性者数に当てはめると、「1人の発症を防ぐのに、数千人のワクチン接種が必要」となるでしょう。

実は、今回のワクチンに限らず、製薬会社が医薬品、とくに新薬を宣伝する際には、効果が大きく見える「相対リスク減少率」（このワクチンの場合95%）を大々的に見せて、効果が小さく見える「絶対リスク減少率（同0・84%）」や「NNV（114）」はなるべく見せないようにする傾向があります。

ですから、医薬品の実力を評価する際には、製薬会社が宣伝する数字だけに目を囚われてはダメなのです。それに、95%もの発症予防効果があれば、接種率が上がるにしたがって、目に見えて大きな効果が出るはずです。

ファイザー製ワクチンの感染予防効果は39%まで低下

実際に、世界でもいち早く接種が始まり、早いスピードで約8割の接種率（接種可能な12歳以上の数値）を達成したイスラエルやイギリスでは、6～7月ごろ一時的に陽性者が一桁になるなど、ワクチンの大きな成果が出たように見えました（図1）。

図1 イスラエルのコロナ陽性者数の推移

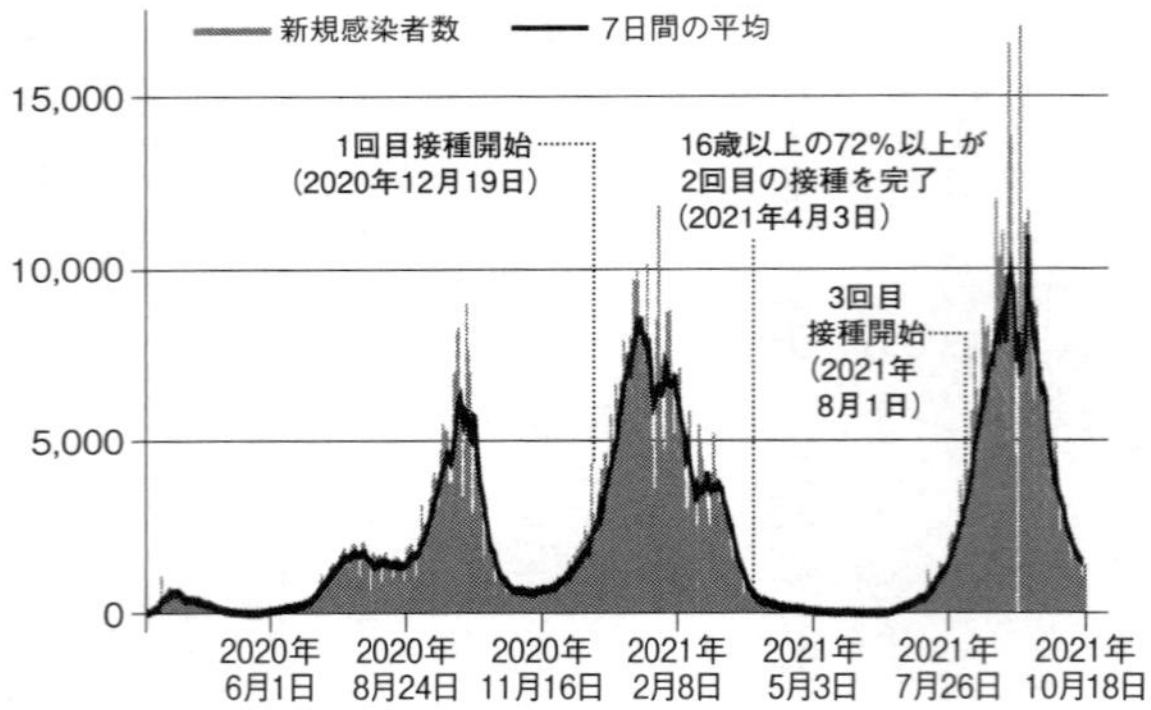

＊REUTERS COVID-19 TRACKERのデータを改変

これを受けてイスラエルでは2021年6月1日に、大規模イベントなどの入場制限を撤廃し、レストランやカフェを利用するときに必要だった「グリーンパスポート（ワクチン接種証明）」も一時廃止しました。また、イギリスも同年7月19日にロックダウンを解除し、集会の人数制限や店舗・学校・公共交通機関等でのマスク着用義務を解除しました。

ワクチンの成果によって、イスラエルやイギリスでは日常が戻り、街にはマスクをしない人があふれ、レストランやカフェには活気が戻ったとの報道が、テレビやネットで盛んに流されました。こうした報道や情報を見て、ワクチンの効果に期待し、喜んで打った人も多かったはずです。

しかし、6月末ごろから、イスラエルの様相は変わっていきました。陽性者が再び増え始めたのです。ピーク時の9月8日には陽性者が2万2291人となり、1月の感染拡大時の倍以上となりました。

イスラエルの人口は、神奈川県と大阪府のちょうど間くらいの約900万人。日本のおよそ13分の1ですから、2万人の陽性者は日本の人口に換算すると1日に26万人にもなります。日本のこれまでの陽性者の最多が2021年8月20日の2万5851人ですから、その10倍以上。いかにイスラエルの陽性者数が多いかがわかります。

イスラエルだけではありません。イギリス、シンガポールなども、ワクチン接種率が高いにもかかわらず、感染拡大に見舞われました。なぜなのか。そのひとつの要因は、ワクチンの有効率が著しく低下したからです。イスラエル保険省が7月下旬に公開したデータによると、ファイザー製ワクチンの感染予防効果は1～4月上旬には95％でしたが、6月下旬〜7月下旬には39％にまで下がっていました。

また、英国キングスカレッジ・ロンドン（ロンドン大学）などの研究グループが、5〜7月に2回のワクチン接種を受けた120万人のうち、コロナ陽性となった人を調査した研究によると、ファイザー製の有効性は接種完了から1カ月後は88％だったのが、5〜6カ月後には74％に低下。アストラゼネカ製は、接種から1カ月後は77％だったのが、4〜6カ月で67％に落ちていたと報告しています。

米国では陽性者の25・3％がブレークスルー感染

現実にワクチンの効果が下がり、2回接種していても感染するブレークスルー感染が各国で相次ぎました。たとえば、アメリカのCDC（米疾病予防管理センター）のデータによると、ロサンゼルス郡で5月〜7月25日までに新型コロナの感染が確認された年齢16歳以上の住民4万3000人強のうち、1万8895人（25・3％）が2回接種済みでした。つまり、陽性者の約4分の1が、ブレークスルー感染だったのです（「米でコロナワクチン接種完了後の『ブレークスルー感染が増加』＝C

DC」ロイター21年8月25日)。

また、同じくCDCが公表したデータによると、7月6日～25日の間にマサチューセッツ州バーンステーブル郡でコロナ陽性となった469の検体のうち約4分の3にあたる349が、すでにワクチン接種を完了した人々の検体だったそうです(飯塚真紀子「『ワクチンの限界』に直面するアメリカで『衝撃のデータ』が続々出てきた…!」現代ビジネス21年9月2日)

日本でも、ブレークスルー感染が相次いでいます。

2021年9月3日、兵庫県加東市の精神科「加茂病院」で、入院患者46人が新型コロナウイルス陽性と判明。そのうち少なくとも30人がワクチンを2回接種済みでした。

同年9月16日には、愛知県豊橋市の高齢者施設で、利用者や職員40人が新型コロナに感染。うち31人が2回接種済みでした。

さらに9月18日、青森県は76人の感染を確認と発表。八戸市の医療機関では同一病棟で感染した職員と入院患者計43人全員が2回のワクチン接種を受けていました。

青森市の高齢者施設でも、感染した職員と入所者12人のうち11人が接種済みでした。

ウイルス変異がワクチン効果低下の一因か

なぜ、これほどワクチンの感染予防効果が落ちてしまったのか。第一の要因として考えられるのが、ウイルスがワクチンの効きにくい「デルタ株（変異体）」に置き換わったことです。コロナワクチンは、デルタ株についても一定の効果が維持されているといわれていますが、現行のワクチンは従来型の株のスパイクタンパクの遺伝子を基につくられています。ウイルス変異が効果低下の一因であることは否定できないでしょう。

また、国内外のさまざまな研究により、ワクチン接種によってできた血中の抗体量が、日が経つにつれ低下していくことも確認されています。たとえば、日本の藤田保健衛生大学が、ワクチン接種をした同大学の職員209名（男性67名、女性142名）を対象に行った調査によると、ワクチンを2回接種した直後は血液中の抗体価（抗体の量）が大幅に上昇していましたが、3カ月後には年齢性別を問わずすべての被験者で約4分の1に低下していました。

米ブラウン大学がファイザー製を2回接種済みの介護施設居住者や医療従事者など212人を対象に行った調査でも、全対象者の抗体量が接種完了から2週間後に比べて、半年後には84％以上減少していたことが明らかになっています（「ファイザー製 抗体半年で84％減か 追加接種も指摘」テレビ朝日2021年9月8日）。

また、感染拡大には、次のような要因も考えられます。実はワクチンを接種していても、知らず知らずのうちに感染して、ウイルスをまき散らしていた可能性が高いのです。

2021年7月30日、CDCが「デルタ株に感染した場合、ワクチン接種者でも非接種者とほぼ同量のウイルスを生み出している」との研究結果を公表しました。これに基づき、CDCは接種完了者でも屋内でマスク着用を推奨する指針を出しています（「デルタ株 感染したらワクチン接種者でも同じウイルス量 米CDC」CNN 2021年7月31日）

こうした事実が示すことは、ワクチンを接種しても、感染予防効果や発症予防効果は強く期待できないということです。ワクチンを2回打っても感染し、他の人にうつしてしまうかもしれないのです。

「ワクチン接種による集団免疫の獲得は困難」と分科会が発表

政府もワクチン接種が進んだにもかかわらず、接種者に対して手洗いやマスク着用など、これまでと同様の「新しい生活様式」に基づく感染予防を行うよう推奨し続けています。それは、ワクチンの効果が期待したほどではなかったからです。

そもそも、なぜ政府は多くの人がワクチンを打つべきだと言ってきたのか、思い出してください。それは「集団免疫」を達成することです。それによって、コロナの流行自体が終息するという期待をもとに、接種が進められたのです。

たとえば、菅義偉前首相は2021年6月17日の記者会見で、次のように語っています。

「職域接種も本格的に始まり、若い人を含む希望者への接種が続く。集団免疫に近づいていくと思っている」

河野太郎前ワクチン担当大臣も、２０２１年6月23日の日本テレビの番組で、こう語ったと報道されています。

「10～11月に集団免疫を獲得できるよう、しっかり取り組む」

ところが、7月に入り、雲行きが変わっていきます。同月29日、政府の新型コロナウイルス感染症対策分科会の尾身茂会長は、衆議院内閣委員会の閉会中審査で、「仮に70％に（ワクチン接種）したとしても、残りの30％の人がプロテクトされることでは残念ながらならないと思う」と発言しました。

そして、ついには9月、分科会の資料に次のような文言が記載されました。

「全ての希望者がワクチン接種を終えたとしても、社会全体が守られるという意味での集団免疫の獲得は困難」（新型コロナウイルス感染症対策分科会「ワクチン接種が進む中で日常生活はどのように変わりうるのか」令和3年9月3日）

「ワクチンを打てばコロナが終息する」と期待して打ったのに、だまされた思いでいる人も多いのではないでしょうか。

重症化予防効果の数字は信用できるのか？

感染予防効果、発症予防効果、さらに集団免疫達成もそれほど期待できなくなった今、ワクチン推進派にとって最後の砦となっているのが「重症化予防効果」です。

「発症したとしても、ワクチンを打っておけば、重症化することはない」

「妊婦や子どもも重症化することがあるので、ワクチンを打ったほうがいい」

そういった医師や専門家の話が、テレビやネットで頻繁に流されるようになりました。本当に重症化が防げるのでしょうか。

２０２１年7月22日にイスラエル保険省が公表した調査結果によると、感染予防効果は落ちたものの、入院を要する程度の症状を抑止する効果は88％、重症化を防ぐ効果は91％と依然高い水準を保っているとのことでした。

また、米国ＣＤＣが２０２１年8月30日に公表したデータによると、デルタ株登場後、ワクチンが感染を防ぐ効果は39～84％となったが、入院を防ぐ効果は75～95％で、依然として高いと報じられています。ただし、昨年12月～今年1月にかけて米国で最初に接種を受けた介護施設入居者への効果は、75％～50％まで下がってい

ました（CNN「ワクチンの効果、重症化予防は依然として維持　米CDC」2021年8月31日）

日本でも、ワクチンの重症化予防効果に関する調査が行われています。2021年9月1日に厚労省のアドバイザリーボードに提出された資料によると、コロナ陽性者約13万人を対象にした調査で、65歳以上の未接種者の致死率は2・83％でしたが、2回接種者は1・22％に下がっていました。

このとおりだとすると、2回接種者はブレークスルー感染をしても、死亡リスクを57％下げられることになります。ただ、注意しなくてはならないのは、このデータはコロナ陽性になった人が接種していたかどうかを、時間をさかのぼって確認して分析した「後ろ向き研究」だということです。後ろ向き研究は、データのバイアス（偏り）が出やすいとされています。この調査に関して言うと、未接種の高齢者のなかには、重い病気や寝たきりで接種を忌避した人が多く含まれており、そのためにコロナにかかった場合の死亡率が高く出た可能性などが指摘できます。

本来、ワクチンの効果を信頼性の高い方法で検証するには、事前に多くの人を被験者として登録し、ワクチン接種者と未接種者が一定期間後にどうなったかを調べる「前向き研究」（ランダム化比較試験やコホート研究）が求められます。ですから、「効果がある」というデータが出たとしても、どのような研究結果に基づき、どの程度信頼していいかどうかを慎重に吟味する必要があります。

ブースター接種後も感染拡大が止まらないイスラエル

そして、もう一つ考えなくてはならないのが、接種先行国がすでに3回目の追加接種、すなわちブースター接種を実施していることです。たとえばイスラエルは、早くも2021年8月1日には、少なくとも5カ月前までにワクチンを接種した60歳以上の人を対象に3回目接種をスタートさせています。その時、ベネット首相は国民に向けた演説で、次のように話しています。

「時間が経つにつれて免疫力が低下することがわかっている。免疫力を高め、感染や重症化の可能性を大幅に減らすことが追加接種の目的だ」（BBC「感染者急増のイスラエル、60歳以上に3回目のワクチン接種　8月1日から」2021年7月

31日）

こうした発言からも、2回接種だけでは重症化予防効果が期待したほどもたなかったことが、うかがい知れるのではないでしょうか。

一方、3回目接種の効果は、絶大であったと伝えられています。

3回目の接種を受けた60歳以上の高齢者についてイスラエルが発表したデータによると、ブースター接種を受けた人は、受けなかった人に比べ、11・3倍も感染を予防し、19・5倍も重症化を防ぐ結果だったそうです（忽那賢志「3回目の新型コロナワクチン　ブースター接種について現時点で分かっていること」Yahoo! JAPANニュース21年9月18日）

しかし、3回目接種の効果もどこまで持つのか今のところ誰にもわかりません。

イスラエルの統計は、厳しい現実を示しています（図1）。2021年8月1日に60歳以上のブースター接種が始まってからも感染拡大は止まらず、陽性者は9月12日に2万2291人と、過去最多を記録しました（日本の人口に換算すると約29万人）。死亡者数も増加し、9月8日には56人を数えました（同約770人）。

現実の統計を見ると、ブースター接種によって期待したとおりに事が進んだようには、私には見えないのです。9月中旬にピークを迎えた後、イスラエルの感染拡大は収束に向かっていますが、同国では4回目接種も準備に入ったと伝えられています。しかし、また効果が落ちて、感染が拡大するかもしれません。そしたら次は、5回目の接種に突入するのでしょうか。

そうやって、接種回数を重ねていって、人体はこのワクチンに耐えていけるのか。「インフルエンザだって、毎年打っている」という声が聞こえてきそうですが、前述したとおり、コロナワクチンはインフルエンザワクチンの100倍以上もの接種後死亡が報告されているのです。何事も起こらないと考えるほうが、難しいような気もします。

コロナに感染して死ぬ確率は1万分の1

このように、このワクチンにはさまざまな問題点があります。この章に書いたデータはデマ、陰謀論の類ではなく、すべて厚労省や米CDCなど各国保健当局、有名な医学誌に掲載された論文、大手マスコミなど、信頼できる情報源に基づいています。それらに限定して考えても、「ワクチンを打たない」という判断は、非常に合理的な選択のひとつだと私には思えるのです。

そもそも、私たちはこのワクチンが必要だったのかどうかを、改めて考えてみるべきではないでしょうか。新型コロナに感染してあなたが死ぬリスクは、決して高くありません。

最近1年間（2020年10月1日～21年9月30日）のコロナ陽性者は161万7449人で、日本の総人口（令和3年9月1日現在）1億2521万人の約1・3%です。死亡者数は1万6078人で、致死率（陽性者の死亡率）は0・99%ですが、総人口を母数にした死亡率は0・013%にすぎません（NHKのコロナ関連情報サイトのデータベースより計算）。つまり、1年間にあなたがコロナ陽性となる確率は100分の1程度、コロナで死ぬ確率は1万分の1程度にすぎないのです。

とくに若い人たちがコロナで死ぬ確率はきわめて低いと言えます。20代のコロナ死亡者数は累計21人（厚労省令和3年9月28日の速報値）ですが、20代とはいえ、

2020年は全体で4429人が亡くなっています（人口動態統計）。つまり、20代が亡くなった時、死因がコロナである確率は0・5％もないのです。

一方、高齢者はコロナにかかった場合の致死率が低いとは言えません。60代は1・4％、70代は5・1％、80代は14・0％です。しかし、80代以上ともなると、人間はさまざまな要因で亡くなります。

2020年には、日本全体でおよそ137万人が亡くなりましたが、上位から順に38万人が悪性腫瘍（がん）、21万6000人が心疾患、13万人が老衰、10万人が脳血管疾患、8万人が肺炎、4万人が誤嚥性肺炎で亡くなっています。直近1年間の死亡者が2万人に満たないコロナ感染死は10位以内にも入りません。

つまり、あなたが亡くなって、その死因がコロナである確率は1％程度しかないのです。しかも、コロナ感染死に数えられている死者の半数近くが、前述のとおり「最後の一滴死亡」かもしれない。だとしたら、高齢者や基礎疾患のある人だったとしても、「ワクチンを打つべきだ」と強くは言えないと私は思います。コロナは数あるリスクのうちの、ほんの一部であるにすぎないからです。

接種を強要する思想は分断、差別、暴力を生むだけ

副反応のリスクがあっても、「どうしてもコロナの不安を打ち消したい」という人は、打っていいのかもしれません。しかし、「コロナもリスクのひとつとして受け入れる」という覚悟ができているのなら、どんな人であれ、ワクチンを打たないという選択をしてかまわないと私は思うのです。

そういうと「非接種者が重症化して、医療逼迫を招く」とか、「接種しない人がいるから、コロナ禍が終わらない」と批判する人がいます。しかし、「社会を守る」ために個々人の自由を放棄せよと求めるのは、一歩間違えると全体主義になりかねない、きわめて危険な思想です。

現にフランス、イタリアをはじめヨーロッパ諸国やオーストラリアなどでは、接種証明（飲食店入店や仕事をするのに必要とされる）の導入に反対する人たちが連日デモを繰り広げ、警察などとの衝突も起こっています。接種を強要する思想は、分断、差別、暴力を生むだけです。

エボラ出血熱やペストのように、感染すると半数もの人が死ぬという感染症なら

ば、接種後死亡のリスクが多少あったとしても、目を瞑ってワクチンを打つべきでしょう。というか、強制しなくても、人々は競ってワクチンを打つはずです。

コロナがそれらに比べると死のリスクの高い感染症でないことがわかったからこそ、海外の人たちも抵抗運動を繰り広げているのです。少なくとも、コロナワクチンの接種は「任意」であり、接種証明を導入してまで多くの人に打たせるべきワクチンではない。そのことを改めて強調しておきたいと思います。

今回もインタビューに協力してくださった医師、専門家のみなさん、そして9月中旬に取材をスタートし、1カ月余りで校了するというハードスケジュールにもかかわらず、最後まで並走してくださった宝島社の宮川亨さんおよび同社スタッフの方々に感謝申し上げます。この本が、ワクチンに関するどんな議論もタブーなくできる、真に言論の自由のある社会に変わる一助になればと、心から願っています。

鳥集　徹

鳥集 徹（とりだまり・とおる）
1966年、兵庫県生まれ。同志社大学文学部社会学科新聞学専攻卒。同大学院文学研究科修士課程修了。会社員・出版社勤務等を経て、2004年から医療問題を中心にジャーナリストとして活動。タミフル寄附金問題やインプラント使い回し疑惑等でスクープを発表してきた。『週刊文春』『文藝春秋』等に記事を寄稿している。15年に著書『新薬の罠　子宮頸がん、認知症…10兆円の闇』（文藝春秋）で、第4回日本医学ジャーナリスト協会賞大賞を受賞。他の著書に『がん検診を信じるな　「早期発見・早期治療」のウソ』『コロナ自粛の大罪』（ともに宝島社新書）、『医学部』（文春新書）、『東大医学部』（和田秀樹氏と共著、ブックマン社）などがある。

宝島社新書

新型コロナワクチン
誰も言えなかった「真実」
（しんがたころなわくちん　だれもいえなかった「しんじつ」）

2021年11月24日　第1刷発行

著　者　鳥集 徹
発行人　蓮見清一
発行所　株式会社　宝島社
〒102-8388 東京都千代田区一番町25番地
電話：営業　03（3234）4621
　　　編集　03（3239）0646
https://tkj.jp
印刷・製本：中央精版印刷株式会社

Printed in Japan
ISBN 978-4-299-02257-8